U0307842

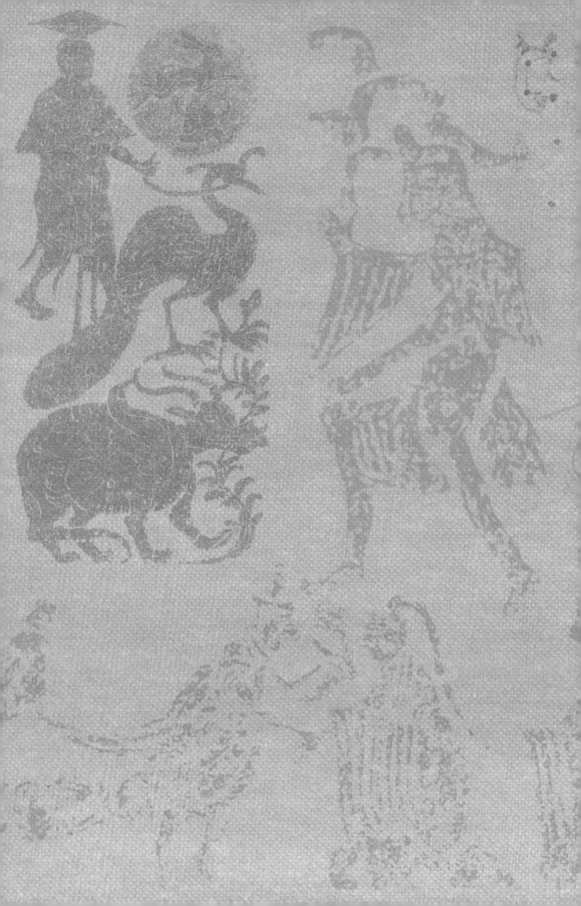

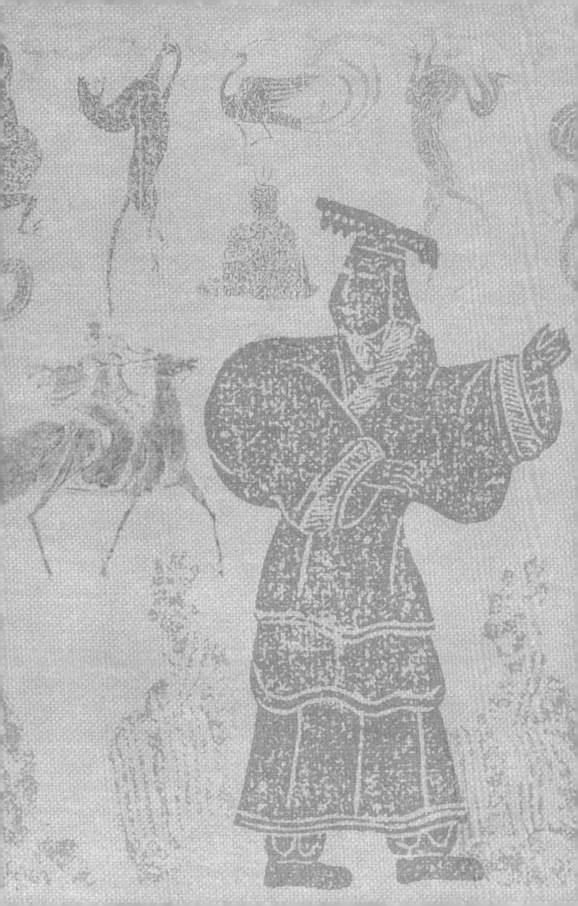

中国古医籍整理丛书

太乙神针心法

清·韩贻丰　著

张建斌　唐宜春　校注

中国中医药出版社

·北　京·

图书在版编目（CIP）数据

太乙神针心法/（清）韩贻丰著；张建斌，唐宜春校注．—北京：
中国中医药出版社，2016.11（2023.12重印）
（中国古医籍整理丛书）
ISBN 978 - 7 - 5132 - 3332 - 3

Ⅰ.①太…　Ⅱ.①韩…　②张…　③唐…　Ⅲ.①药灸 - 中
国 - 清代　Ⅳ.①R245.82

中国版本图书馆 CIP 数据核字（2016）第 095474 号

中国中医药出版社出版

北京经济技术开发区科创十三街 31 号院二区 8 号楼
邮政编码　100176
传真　010-64405721
廊坊市祥丰印刷有限公司印刷
各地新华书店经销

开本 710×1000　1/16　印张 7.5　字数 41 千字
2016 年 11 月第 1 版　2023 年 12 月第 6 次印刷
书号　ISBN 978 - 7 - 5132 - 3332 - 3

定价　25.00 元
网址　www.cptcm.com

服 务 热 线　010-64405510
购 书 热 线　010-89535836
维 权 打 假　010-64405753

微信服务号　zgzyycbs
微商城网址　https://kdt.im/LIdUGr
官 方 微 博　http://e.weibo.com/cptcm
天猫旗舰店网址　https://zgzyycbs.tmall.com

如有印装质量问题请与本社出版部联系（010-64405510）

国家中医药管理局
中医药古籍保护与利用能力建设项目
组织工作委员会

主　任　委　员　王国强

副　主　任　委　员　王志勇　李大宁

执 行 主 任 委 员　曹洪欣　苏钢强　王国辰　欧阳兵

执行副主任委员　李　昱　武　东　李秀明　张成博

委　　　　员

各省市项目组分管领导和主要专家

（山东省）武继彪　欧阳兵　张成博　贾青顺

（江苏省）吴勉华　周仲瑛　段金廒　胡　烈

（上海市）张怀琼　季　光　严世芸　段逸山

（福建省）阮诗玮　陈立典　李灿东　纪立金

（浙江省）徐伟伟　范永升　柴可群　盛增秀

（陕西省）黄立勋　呼　燕　魏少阳　苏荣彪

（河南省）夏祖昌　刘文第　韩新峰　许敬生

（辽宁省）杨关林　康廷国　石　岩　李德新

（四川省）杨殿兴　梁繁荣　余曙光　张　毅

各项目组负责人

王振国（山东省）　王旭东（江苏省）　张如青（上海市）

李灿东（福建省）　陈勇毅（浙江省）　焦振廉（陕西省）

蔡永敏（河南省）　鞠宝兆（辽宁省）　和中浚（四川省）

项目专家组

顾　问　马继兴　张灿玾　李经纬

组　长　余瀛鳌

成　员　李致忠　钱超尘　段逸山　严世芸　鲁兆麟
　　　　郑金生　林端宜　欧阳兵　高文柱　柳长华
　　　　王振国　王旭东　崔　蒙　严季澜　黄龙祥
　　　　陈勇毅　张志清

项目办公室（组织工作委员会办公室）

主　任　王振国　王思成

副主任　王振宇　刘群峰　陈榕虎　杨振宁　朱毓梅
　　　　刘更生　华中健

成　员　陈丽娜　邱　岳　王　庆　王　鹏　王春燕
　　　　郭瑞华　宋咏梅　周　扬　范　磊　张永泰
　　　　罗海鹰　王　爽　王　捷　贺晓路　熊智波

秘　书　张丰聪

前　言

中医药古籍是传承中华优秀文化的重要载体，也是中医学传承数千年的知识宝库，凝聚着中华民族特有的精神价值、思维方法、生命理论和医疗经验，不仅对于传承中医学术具有重要的历史价值，更是现代中医药科技创新和学术进步的源头和根基。保护和利用好中医药古籍，是弘扬中国优秀传统文化、传承中医学术的必由之路，事关中医药事业发展全局。

1949 年以来，在政府的大力支持和推动下，开展了系统的中医药古籍整理研究。1958 年，国务院科学规划委员会古籍整理出版规划小组在北京成立，负责指导全国的古籍整理出版工作。1982 年，国务院古籍整理出版规划小组召开全国古籍整理出版规划会议，制定了《古籍整理出版规划（1982—1990)》，卫生部先后下达了两批 200 余种中医古籍整理任务，掀起了中医古籍整理研究的新高潮，对中医文化与学术的弘扬、传承和发展，发挥了极其重要的作用，产生了不可估量的深远影响。

2007 年《国务院办公厅关于进一步加强古籍保护工作的意见》明确提出进一步加强古籍整理、出版和研究利用，以及

"保护为主、抢救第一、合理利用、加强管理"的方针。2009年《国务院关于扶持和促进中医药事业发展的若干意见》指出，要"开展中医药古籍普查登记，建立综合信息数据库和珍贵古籍名录，加强整理、出版、研究和利用"。《中医药创新发展规划纲要（2006—2020）》强调继承与创新并重，推动中医药传承与创新发展。

2003～2010年，国家财政多次立项支持中国中医科学院开展针对性中医药古籍抢救保护工作，在中国中医科学院图书馆设立全国唯一的行业古籍保护中心，影印抢救濒危珍本、孤本中医古籍1640余种；整理发布《中国中医古籍总目》；遴选351种孤本收入《中医古籍孤本大全》影印出版；开展了海外中医古籍目录调研和孤本回归工作，收集了11个国家和2个地区137个图书馆的240余种书目，基本摸清流失海外的中医古籍现状，确定国内失传的中医药古籍共有220种，复制出版海外所藏中医药古籍133种。2010年，国家财政部、国家中医药管理局设立"中医药古籍保护与利用能力建设项目"，资助整理400余种中医药古籍，并着眼于加强中医药古籍保护和研究机构建设，培养中医古籍整理研究的后备人才，全面提高中医药古籍保护与利用能力。

在此，国家中医药管理局成立了中医药古籍保护和利用专家组和项目办公室，专家组负责项目指导、咨询、质量把关，项目办公室负责实施过程的统筹协调。专家组成员对古籍整理研究具有丰富的经验，有的专家从事古籍整理研究长达70余年，深知中医药古籍整理研究的重要性、艰巨性与复杂性，履行职责认真务实。专家组从书目确定、版本选择、点校、注释等各方面，为项目实施提供了强有力的专业指导。老一辈专家的学术水平和智慧，是项目成功的重要保证。项目承担单位山东中医药大学、南京中医药大学、上海中医药大学、福建中医药大学、浙江省中医药研究院、陕西省中医药研究院、河南省中医药研究院、辽宁中医药大学、成都中医药大学及所在省市中医药管理部门精心组织，充分发挥区域间互补协作的优势，并得到承担项目出版工作的中国中医药出版社大力配合，全面推进中医药古籍保护与利用网络体系的构建和人才队伍建设，使一批有志于中医学术传承与古籍整理工作的人才凝聚在一起，研究队伍日益壮大，研究水平不断提高。

本着"抢救、保护、发掘、利用"的理念，该项目重点选择近60年未曾出版的重要古医籍，综合考虑所选古籍的保护价值、学术价值和实用价值。400余种中医药古籍涵盖了医经、基础理论、诊法、伤寒金匮、温病、本草、方书、内科、外科、女科、儿科、伤科、眼科、咽喉口齿、针灸推拿、养生、医案医话医论、医史、临证综合等门类，跨越唐、宋、金元、明以迄清末。全部古籍均按照项目办公室组织完成的行业标准《中医古籍整理规范》及《中医药古籍整理细则》进行整理校注，绝大多数中医药古籍是第一次校注出版，一批孤本、稿本、抄本更是首次整理面世。对一些重要学术问题的研究成果，则集中收录于各书的"校注说明"或"校注后记"中。

"既出书又出人"是本项目追求的目标。近年来，中医药古籍整理工作形势严峻，老一辈逐渐退出，新一代普遍存在整理研究古籍的经验不足、专业思想不坚定等问题，使中医古籍整理面临人才流失严重、青黄不接的局面。通过本项目实施，搭建平台，完善机制，培养队伍，提升能力，经过近5年的建设，锻炼了一批优秀人才，老中青三代齐聚一堂，有效地稳定了研究队伍，为中医药古籍整理工作的开展和中医文化与学术的传承提供必备的知识和人才储备。

本项目的实施与《中国古医籍整理丛书》的出版，对于加强中医药古籍文献研究队伍建设、建立古籍研究平台，提高古籍整理水平均具有积极的推动作用，对弘扬我国优秀传统文化，推进中医药继承创新，进一步发挥中医药服务民众的养生保健与防病治病作用将产生深远影响。

第九届、第十届全国人大常委会副委员长许嘉璐先生，国家卫生计生委副主任、国家中医药管理局局长、中华中医药学会会长王国强先生，我国著名医史文献专家、中国中医科学院马继兴先生在百忙之中为丛书作序，我们深表敬意和感谢。

由于参与校注整理工作的人员较多，水平不一，诸多方面尚未臻完善，希望专家、读者不吝赐教。

国家中医药管理局中医药古籍保护与利用能力建设项目办公室

二〇一四年十二月

许 序

"中医"之名立，迄今不逾百年，所以冠以"中"字者，以别于"洋"与"西"也。慎思之，明辨之，斯名之出，无奈耳，或亦时人不甘泯没而特标其犹在之举也。

前此，祖传医术（今世方称为"学"）绵延数千载，救民无数；华夏屡遭时疫，皆仰之以度困厄。中华民族之未如印第安遭染殖民者所携疾病而族灭者，中医之功也。

医兴则国兴，国强则医强。百年运衰，岂但国土肢解，五千年文明亦不得全，非遭泯灭，即蒙冤扭曲。西方医学以其捷便速效，始则为传教之利器，继则以"科学"之冕畅行于中华。中医虽为内外所夹击，斥之为蒙昧，为伪医，然四亿同胞衣食不保，得获西医之益者甚寡，中医犹为人民之所赖。虽然，中国医学日益陵替，乃不可免，势使之然也。呜呼！覆巢之下安有完卵？

嗣后，国家新生，中医旋即得以重振，与西医并举，探寻结合之路。今也，中华诸多文化，自民俗、礼仪、工艺、戏曲、历史、文学，以至伦理、信仰，皆渐复起，中国医学之兴乃属必然。

迄今中医犹为国家医疗系统之辅，城市尤甚。何哉？盖一则西医赖声、光、电技术而于 20 世纪发展极速，中医则难见其进。二则国人惊羡西医之"立竿见影"，遂以为其事事胜于中医。然西医已自觉将入绝境：其若干医法正负效应相若，甚或负远逾于正；研究医理者，渐知人乃一整体，心、身非如中世纪所认定为二对立物，且人体亦非宇宙之中心，仅为其一小单位，与宇宙万象万物息息相关。认识至此，其已向中国医学之理念"靠拢"矣，虽彼未必知中国医学何如也。唯其不知中国医理何如，纯由其实践而有所悟，益以证中国之认识人体不为伪，亦不为玄虚。然国人知此趋向者，几人？

国医欲再现宋明清高峰，成国中主流医学，则一须继承，一须创新。继承则必深研原典，激清汰浊，复吸纳西医及我藏、蒙、维、回、苗、彝诸民族医术之精华；创新之道，在于今之科技，既用其器，亦参照其道，反思己之医理，审问之，笃行之，深化之，普及之，于普及中认知人体及环境古今之异，以建成当代国医理论。欲达于斯境，或需百年欤？予恐西医既已醒悟，若加力吸收中医精粹，促中医西医深度结合，形成 21 世纪之新医学，届时"制高点"将在何方？国人于此转折之机，能不忧虑而奋力乎？

予所谓深研之原典，非指一二习见之书、千古权威之作；就医界整体言之，所传所承自应为医籍之全部。盖后世名医所著，乃其秉诸前人所述，总结终生行医用药经验所得，自当已成今世、后世之要籍。

盛世修典，信然。盖典籍得修，方可言传言承。虽前此 50 余载已启医籍整理、出版之役，惜旋即中辍。阅 20 载再兴整理、出版之潮，世所罕见之要籍千余部陆续问世，洋洋大观。

今复有"中医药古籍保护与利用能力建设"之工程，集九省市专家，历经五载，董理出版自唐迄清医籍，都400余种，凡中医之基础医理、伤寒、温病及各科诊治、医案医话、推拿本草，俱涵盖之。

噫！璐既知此，能不胜其悦乎？汇集刻印医籍，自古有之，然孰与今世之盛且精也！自今而后，中国医家及患者，得览斯典，当于前人益敬而畏之矣。中华民族之屡经灾难而益蕃，乃至未来之永续，端赖之也，自今以往岂可不后出转精乎？典籍既蜂出矣，余则有望于来者。

谨序。

第九届、十届全国人大常委会副委员长

许嘉璐

二〇一四年冬

王 序

中医学是中华民族在长期生产生活实践中，在与疾病作斗争中逐步形成并不断丰富发展的医学科学，是中国古代科学的瑰宝，为中华民族的繁衍昌盛作出了巨大贡献，对世界文明进步产生了积极影响。时至今日，中医学作为我国医学的特色和重要医药卫生资源，与西医学相互补充、相互促进、协调发展，共同担负着维护和促进人民健康的任务，已成为我国医药卫生事业的重要特征和显著优势。

中医药古籍在存世的中华古籍中占有相当重要的比重，不仅是中医学术传承数千年最为重要的知识载体，也是中医为中华民族繁衍昌盛发挥重要作用的历史见证。中医药典籍不仅承载着中医的学术经验，而且蕴含着中华民族优秀的思想文化，凝聚着中华民族的聪明智慧，是祖先留给我们的宝贵物质财富和精神财富。加强对中医药古籍的保护与利用，既是中医学发展的需要，也是传承中华文化的迫切要求，更是历史赋予我们的责任。

2010 年，国家中医药管理局启动了中医药古籍保护与利用能力建设项目。这既是传承中医药的重要工程，也是弘扬优秀民族文化的重要举措，不仅能够全面推进中医药的有效继承和创新发展，为维护人民健康做出贡献，也能够彰显中华民族的璀璨文化，为实现中华民族伟大复兴的中国梦作出贡献。

相信这项工作一定能造福当今，嘉惠后世，福泽绵长。

国家卫生与计划生育委员会副主任

国家中医药管理局局长

中华中医药学会会长

王国强

二〇一四年十二月

马 序

　　新中国成立以来，党和国家高度重视中医药事业发展，重视古籍的保护、整理和研究工作。自 1958 年始，国务院先后成立了三届古籍整理出版规划小组，分别由齐燕铭、李一氓、匡亚明担任组长，主持制订了《整理和出版古籍十年规划（1962—1972）》《古籍整理出版规划（1982—1990）》《中国古籍整理出版十年规划和"八五"计划（1991—2000）》等，而第三次规划中医药古籍整理即纳入其中。1982 年 9 月，卫生部下发《1982—1990 年中医古籍整理出版规划》，1983 年 1 月，中医古籍整理出版办公室正式成立，保证了中医古籍整理出版规划的实施。2002 年 2 月，《国家古籍整理出版"十五"（2001—2005）重点规划》经新闻出版署和全国古籍整理出版规划领导小组批准，颁布实施。其后，又陆续制定了国家古籍整理出版"十一五"和"十二五"重点规划。国家财政多次立项支持中国中医科学院开展针对性中医药古籍抢救保护工作，文化部在中国中医科学院图书馆专门设立全国唯一的行业古籍保护中心，国家先后投入中医药古籍保护专项经费超过 3000 万元，影印抢救濒危珍、善、孤本中医古籍 1640 余种，开展了海外中医古籍目录调研和孤本回归工作。2010 年，国家财政部、国家中医药管理局安排国家公共卫生专项资金，设立了"中医药古籍保护与利用能力建设项目"，这是继 1982~1986 年第一批、第二批重要中医药古籍整理之后的又一次大规模古籍整理工程，重点整理新中国成立后未曾出版的重要古籍，目标是形成并普及规范的通行本、传世本。

为保证项目的顺利实施，项目组特别成立了专家组，承担咨询和技术指导，以及古籍出版之前的审定工作。专家组中的许多成员虽逾古稀之年，但老骥伏枥，孜孜不倦，不仅对项目进行宏观指导和质量把关，更重要的是通过古籍整理，以老带新，言传身教，培养一批中医药古籍整理研究的后备人才，促进了中医药古籍保护和研究机构建设，全面提升了我国中医药古籍保护与利用能力。

作为项目组顾问之一，我深感中医药古籍保护、抢救与整理工作的重要性和紧迫性，也深知传承中医药古籍整理经验任重而道远。令人欣慰的是，在项目实施过程中，我看到了老中青三代的紧密衔接，看到了大家的坚持和努力，看到了年轻一代的成长。相信中医药古籍整理工作的将来会越来越好，中医药学的发展会越来越好。

欣喜之余，以是为序。

中国中医科学院研究员

马继兴

二〇一四年十二月

校注说明

　　《太乙神针心法》，清代韩贻丰著。韩贻丰，字芑斋，浙江慈溪人。康熙四十二年（1703）进士。工诗文，旁通医学，尤赏识"雷火神针"治病，并对之改进，更名"太乙神针"，所治多效，乃有医名。康熙五十六年（丁酉）（1717）著成《太乙神针心法》二卷。此书是第一部论述太乙神针的专著，详细论述了太乙神针的操作、取穴、治疗病症及治疗病案等。

　　《太乙神针心法》成书后，后世不见其他刊本，据《中国中医古籍总目》得知，康熙五十六年刻本是现存仅有唯一版本。故本次整理以康熙五十六年刻本（简称"丁酉本"）为底本。《太乙神针心法》卷上病症治疗部分，因主要录自《针灸大成》"穴法"，故以明本《针灸大成》为参校本。

　　具体校注原则如下：

　　1. 本次整理对原书内容不删节、不改编，尽量保持原书面貌。底本原为繁体竖排，现改为简体横排，采用现代标点。原书表示文字位置的"右""左"均统一改为"上""下"，不出注。卷前原有笺署，今一并删去。

　　2. 原书中为了表示尊敬，上提两格书写的文字，本次整理按照常规文句和段落格式处理。原书中为了表示谦虚，在提到自己名字时用小字表示，校注时同常规文字处理。原文中加注的小字和注文，仍用小字以示与正文区别。

　　3. 凡原书中讹、脱、衍、倒等错误性异文，据参校资料，或据文义予以校改，并出校记。

　　4. 凡原书中异体字、俗写字、古今字，予以径改，不出校。通假字，保留原字，并出注指出本字。凡原书中文字难懂者，尽可能加以注释，力求文理与医理一致。

5. 底本原无目录，本次校注，按照正文内容，补充目录于前。

序

儒者，读圣贤书。当穷居伏处时，即宜以安全民物，救济苍生为念。一旦身膺民社，凡兴利除害，无不本此恫瘝①一体之意，以广布其抚恤之深仁。而因出其绪余，以与斯人起厥沉疴，救厥颠连，事在于蠲除疾病，功同乎燮理阴阳，其有关于圣朝之化育者不浅。夫岂执岐黄一卷，自矜国手者，可同日语也哉。

余于苣斋韩子而惊叹其抱负非常，器识远到，其造福于斯民不浅也。苣斋为余友卓翁学兄讳廷佐公令嗣。其学问渊源得诸庭训，其文章流派直朔王唐，其诗赋驰驱唐宋，其书法出入钟王。而其救世神针，累试奇验，则得诸吴山②第一峰前紫霞洞天之异人秘授也。庚寅岁③，以名进士出宰石楼④，凡所以兴民利，除民害，救民灾，恤民患者，固已颂声洋溢，碑口载衢矣。乃至于伛者能仰，跛者能趋，屈者能伸，卧者能起，垂危者能立苏，举积久危疑之险证，而皆斡旋于锦囊数寸之神针！此真召父杜母⑤之所未逮，而梁公药笼⑥中之所未有也。莅石楼

---

① 恫瘝（tōngguān 通关）：关怀民间疾苦。《明史·刘宗周传》载："陛下留心民瘼，恻然恫瘝。"

② 吴山：地名，在今浙江杭州市西湖东南。

③ 庚寅岁：康熙四十九年（1710）。

④ 石楼：地名，在今山西省西部。

⑤ 召父杜母：为颂扬地方官政绩的套语。召父指西汉召信臣，杜母指东汉杜诗，两人先后任南阳太守，行善政。

⑥ 梁公药笼：梁公，北宋时由阿拉伯来中国定居的骨伤外科专家，宋神宗赐梁姓，意为"国之梁柱"。药笼，盛药器具。

五载，辄题授汾郡分府。奉文陛见，暂寓京华，一时名公巨卿，喧传异术，不惮折节，造请车骑，阗①门冠盖，恒相望也。丙申②之春，由西河司马任中督，输军饷赴秦省，板屋砂碛间，其攀舆而求治，停骖③而医疗者，又不知几千人矣。则又自念，欲济世而专恃一手足之力，不若广其传于世之为公溥也。于是出无名老人所秘授之心法，订为全书，付之剖劂，使薄海内外。一览之下，皆知按证而求穴，得穴而用针，则所全活者不更多乎？余闻其书成，亟取而读之，欣然而喜，更殷然有厚望也。盖此特苣斋救世之慈心，偶寄诸一端耳。来岁服阕④登朝，俾尽出其穷居伏处时之抱负，大展其安全民物，救济苍生之本愿，以克副其痌瘝一体之意。其所以寿国寿民者，当更有进，宁仅是用针祛病，谓足以殚其底蕴也哉！爰书数语，弁诸简端，盖余固深知苣斋之心者也。是为序。

时在康熙丁酉岁菊月⑤望日年家眷侍生仇兆鳌⑥顿首拜题

---

① 阗（tián 填）：填塞，充满。

② 丙申：康熙五十五年（1716）。

③ 骖：三匹马驾一辆车。也概称马车。

④ 服阕（què 雀）：守丧期满。

⑤ 丁酉岁菊月：康熙五十六年（1717）农历九月。菊月，菊花盛开之月。

⑥ 仇兆鳌：（1638—1717），明末清初著名学者，康熙二十四年（1685）进士。

《太乙神针》弁言

　　人之一身，疾病之薮，风寒暑湿触之于外，七情六欲伐之于中，无时不与病俱。治病之道，不可不亟讲也。余自幼多病，每留心方术，而因知去病神速无过于针灸。但针灸以铁为针刺入穴内，以艾灼火烧皮肉间，此二者，审穴一不得其真，则针入必伤筋节，艾火烧皮烂肉，大伤元气，非徒无益，且甚有损矣。尝见有卷药作筒，烧以熨重布之上者，名曰雷火针。有针之名而非铁，用火攻而不伤皮肉，即游移其穴道，无伤也，心窃善之。退而考其方，类皆蜈蚣、全蝎、乌头、巴豆等杂霸之药，非可一概而施，辄斥去其方不讲也。岁戊子①夏，客武林寓吴山道院，于紫霞洞天遇一道者，庞眉②修髯，飘飘有神仙气。相与晤对，累日阐说，参同悟真，奥旨如数家珍，欢然晨夕，恨相见之晚也。无何道者有武彝③之行，瓢笠随身，殷勤作别。临行，手出一囊，授余曰："得此可以活万人，珍重，珍重！"余启囊视之，乃太乙神针也，状似雷火针，而功用药物迥不相同。余拜授之下，叩其证治、穴道、用针诀法，一一道之甚详，语竟，欻然④径去。余因如法试之，遇病即医，往往多奇效。遂赋诗一律，曰：

　　神针久矣失真诠，何幸吴山得遇仙；

　　邂逅谈心授密谛，殷勤摩顶诚轻传。

---

① 戊子：康熙四十七年（1708）。

② 庞眉：眉发花白。

③ 武彝：即今之武夷山。

④ 欻（xū须）然：忽然，迅速。

一星火到鸿钧转，几味药参造化先；

仗此愿除寰内疢，同登仁寿乐尧天。

盖纪实也。谨将证治、穴道、用针诀法，详著于篇，以赠当世之留心治病者，用广道人一片度世之婆心云。道人不肯言姓氏，因以无名老人称之。

浙东韩贻丰芑斋自序

《神针心法》琐言

昔黄帝岐伯时，针砭与方药并重。后世不知针砭，专事方药。即名医如张仲景尚不知针，何况其他！此太乙神针，又与针砭之针不同，盖无名老人发前人之所未发云。

近有一种雷火针，误人不浅。专用杂霸之药，但有攻克，更无滋补，且烧灼皮肉，溃烂不堪。神针之药，珍贵异常，妙用难测。有病者用之，其病即除；无病者用之，大补元气，绝无痛楚溃烂之事。

汤药丸散，原为医病而设。无如业医者，不明脉诀，不精医理，患病之家又不能深悉时医之工拙，一遇有病，辄以死生委之庸医，杀人甚于刀斧，可叹也！盖用药一误，无可挽回。无名老人特创此神针之妙用，以救人性命于刀斧之下，诚有益而无损，百发而百中者也。

凡用针，先审是何病证，用何穴道。以黑墨涂记其穴，以红布七层放于穴上，将针头向烛火上点烧，按于红布穴道之上，俟药气温温透入，腠理渐开，直抵病奥，其一种氤氲畅美之致，难以言传。若觉太热，将针提起，冷定再针。以七纪数，少则一七、二七，多则六七、七七也。

凡用针，点烧务透，揣穴宜真，补泻浮沉，按须得法。针火觉冷，便再烧之。针用已毕，熄针封固，善而藏之，以待后用。每针一枚，可治数病，毋轻弃掷也。

凡用针，宜天气晴和，人情喜悦，窗明几净，日吉时良，密室焚香。如法用之，登时奏效。倘遇风雨晦暝，及人神所在，切须忌之。若果证属危急，亦不必拘。针用已毕，缄闭言语，暂缓饮食，偃息片时，使药气周流畅达于脏腑脉络之间，然后略饮醇酒数杯，借酒力以助药气，微醺即止，遍体酥融。

凡用针之后，务宜葆合元气，禁绝房劳，调摄起居，撙节饮食，勿因病体初痊，便尔恣情纵欲，病加于小愈，慎之！慎之！

无名老人于紫霞洞天手授神针秘密时，谨传治病要穴四十有九，嘱云：后七年当于崆峒山再授。丙申春，适贻丰奉委押饷赴军前，道经崆峒山下，陡忆前言，登山遍访。履巉岩，扪虎豹，渡绝涧，攀藤萝，觅之杳无所得。翌日再往，忽远望翠微深处，有虬松一树，偃盖数亩，白鹤一双，翔舞其间。急趋近前观鹤，瞥见一道者跌坐于盘石之上，谛而视之，则固宛然七年前于紫霞洞天所遇之无名老人也。惊喜之极，拜伏于地，已而握手道故，疑在梦中。老人随命童子出铜人穴道图十四幅相授，曰："用践前言耳。"其图像长可六尺许，五官百骸，筋节脉络，周身穴道，纤毫毕具。盖因一图不能尽载，故分之为十四图，合之止一人之身。诚生平目所未睹者。往贻丰在都门，于太医院内，曾见铜人真形四图：一正面、一背面、一左、一右，以为观止矣。又乌知天壤间更有如斯之大观乎！遂令画史缩成小幅，藏之行笈中，俾得朝夕检阅云。

《心法》上卷所载论证治法，皆本于无名老人之心传口授者而推广之，又于《灵枢》《素问》《内经》及《针灸大成》诸书内，参互考订，删繁就简，撷其菁英，附以鄙见，以成全书。务期得睹此书者，同登寿域，各保天年，不致为庸医所误，则固无名老人所日夜瞠目以望者也。至下卷针案，乃门人辈之饶舌，横灾梨枣①，见嗤大方，甚自愧也！

---

① 横灾梨枣：意为浪费刻书的梨木和枣木，此为自谦。

目 录

卷　上

第一　中风门

论　证

中风为百病之长，倏然而来，卒不及备，故首重焉。其证候各有不同，或中于脏，或中于腑，或痰、或气、或怒、或喜，莫不乘虚而发也。中于脏者，不省人事，痰涎壅塞，喉中雷鸣，四肢瘫痪，不知疼痛，语言謇涩是也；中于腑者，半身不遂，口眼喎斜，知疼痛，解言语，形色不变，目能识人是也。若夫肝中之状，无汗恶寒，其色青，名曰怒中；心中之状，多汗怕惊，其色赤，名曰思虑中；脾中之状，多汗身热，其色黄，名曰喜中；肺中之状，多汗恶风，其色白，名曰气中；肾中之状，多汗身冷，其色黑，名曰气劳中；胃中之状，饮食不下，痰涎上壅，其色淡黄，名曰食后中；胆中之状，眼目牵连，酣睡不醒，其色绿，名曰惊中。察其源而得其证，按穴用针，罔不效也。每见今人，一遇此证，即仓皇失措，急以姜汤灌之，幸而得醒，即以参、术、桂、附补之。虽苟延性命而瘫痪，终身不起矣。此无他，不知有神针故也。故夫卫生者，不可不知此，以宝吾身也；业医者，不可不知此，以工其术也；为人臣子者，不可不知此，以忠爱我君亲也。神针之时义大矣哉。中俱去声。

凡中风有五不治：开口一也，闭眼二也，遗屎三也，遗溺四也，喉中雷鸣五也。此五者有一，即不治，见此证候，毋轻下针。

治　法

中风跌倒，卒暴昏沉，痰涎壅滞，不省人事，牙关紧闭，药水不下　针十二井穴：

少商二穴　商阳二穴　中冲二穴

关冲二穴　少冲二穴　少泽二穴

口眼㖞斜　针听会　颊车　地仓

口噤不开　针颊车　承浆　合谷

左瘫右痪　针百会　肩井　肩髃　曲池　阳溪　合谷中渚　环跳　风市　阳辅　昆仑　涌泉　手三里　足三里

手臂不仁　针腕骨　内关

身折反折　针哑门　肝俞　风府

目上视　针丝竹空

不识人　针水沟　临泣　合谷

风痫　针神庭　百会　前顶　丝竹空　神阙　鸠尾

风眩　针临泣　阳谷　腕骨　申脉

喑哑　针支沟　复溜　间使　合谷　鱼际　灵道　阴谷　然谷　通谷

吐涎　针百会　丝竹空

第二 伤寒门

论 证

伤寒之为证也，克日传经走络，变幻不测，世皆祖张仲景医方，甚善也。但其间切脉审经，随时变通，未可执一而论。苟或不察，持一定之方以治万变之证，刻舟求剑，胶柱鼓瑟，以疾病为尝方之所，以人身为试药之蛊，非不方皆仲景，然而杀人多矣。夫药入于口，不能复出，一不对证，命即随之，可不慎欤？

治 法

阴证伤寒 针神阙三百

发狂伤寒 针百劳　间使　合谷　复溜

身热头痛 针攒竹　大陵　神门　合谷　鱼际　中渚液门　少泽　委中　太白

大便闭塞 针照海　章门

小便不通 针阴谷　阴陵泉

七日汗不出 针风池　鱼际　经渠　二间

十四日汗不出 针百会　天根①

二十一日汗不出 针涌泉　百会　三里

淅沥恶寒，寒栗鼓颔 针鱼际

过经不解 针期门

---

① 天根：位于会阴，男称"天根"，女称"月窟"。

余热不尽 针曲池 三里 合谷

不省人事 针中渚 三里 大敦

呕哕 针百会 曲泽 间使 劳宫 商丘

第三 虚损门

论 证

余见夫世之治虚损者矣，乍治而不效，屡治而转剧，药不去口，日就尪羸，以底于死亡者踵相接也。而人之患是证者，犹望望焉，求治而不已。噫！不深足哀也乎！夫虚损二字，义各不同，病惟一致。虚者得之，禀受先天虚也；损者得之，戕贼后天损也。分而言之，虚自虚而损自损也。若夫先天虚矣，而后天不知培也；后天损之，而先天日以蚀也。合而言之，虚加损而损益虚也。先后二天缺陷如此，此岂草木根皮所能效女娲氏五色石以补者哉！然则为之奈何？有治之于未病之先者，有治之于即病之后者。治之于未病之先者，自知其先天之虚也，而撙节之，爱养之，惟恐其身之或病，时取要穴而针之，以培其元气，以补其精神，则虚者可得而实矣；治之于即病之后者，自知其后天之损也，而戒严之，慎持之，惟恐其病之不起，时取要穴而针之，以驱其客邪，以除其痼疾，则损者可得而益矣。至若自恃先天之厚，而妄自斫丧，此又针石之所不怜者也。

治　法

五劳七伤，诸虚百损　针百劳　膏肓　足三里

传尸骨蒸，肺痿吐血　针肺俞　膏肓

肾虚腰疼，便血，出精，阴疼，身热，耳聋，目晄
针肾俞　命门

怔忡惊悸　针神门　心俞　百会

咳嗽，肺胀，喘满，噫气　针太渊　昆仑

**阳事久惫，遗精白浊，至有闻女人声而遗者，有见女
人裙裩晾晒而遗者**　针气海　关元　肾俞　命门

饮食不进，翻胃吐食　针食关①

脾胃不实，赤白痢疾，水泻　针天枢

痰积，食积，胁满，肠鸣　针食窦

干嗽，嗽而无痰，名曰干嗽　针肺俞　天突　百劳

吐痰不住　针天突　上脘　肺俞

干血痨　针百劳　陶道　膏肓

思食痨　针中脘　百劳　足三里

凡怯证，肉瘦面黑，身黄骨露，参药无效，饮食不
进，精神恍惚，卧床不起，奄奄待毙，一息尚存者，用鹅
油于患人背脊骨上逐节擦之，视其脊上着油即干者几节，
着油不干者几节。人身脊骨共计二十一节。七节干，十四
节不干者，可治；干者半，不干者半，犹可治；若干多于

---

①　食关：奇穴名，位于中脘旁开 1.5 寸。主治噎膈反胃，饮食不化。

不干，及干尽者，不治也。

第四　疟疾门

论　证

疟之为病，世人视为泛常，而不知其理之深微，正非可苟焉。以从事者，外之而五运六气之未晓，内之而十四经络之不明，未许轻言治疟也。夫疟之名类夥①矣。头疼身热脊强，而脉浮者，寒疟也；目痛鼻干，口渴自汗，终宵不寐，而脉长者，热疟也；耳聋胁痛，寒热往来，口苦喜呕，而脉弦者，风疟也；热多寒少，口苦咽干，大便涩，小便赤，而脉来弦数者，痰疟也。此外，有瘟疟、瘅疟、牝疟、痎疟、劳疟、湿疟、食疟、胃疟、瘴疟、疫疟、胎疟、疟母、疟瘕，其名不一，其病各别，可泛常视之乎？瘅音殚；痎音皆。

治　法

寒疟　针大椎　间使　乳根

热疟　针间使　三里

风疟　针百会　经渠　前谷　风池

痰疟　针后溪　合谷

瘟疟　针中脘　大椎

瘅疟　针百会　心俞

---

①　夥（huǒ 火）：盛多，众多的意思。

牝疟　针关元　气海

痎疟　针腰俞　涌泉

劳疟　针大椎　膏肓

湿疟　针间使　足三里

食疟　针中脘

胃疟　针胃俞

瘅疟　针神庭　肾俞

疫疟　针膏肓

胎疟　针月窟　天根　命蒂①

疟母　有形者，针本处用梅花针法；无形者，针天突、膻中

疟瘕　针气海

久疟不食　针公孙　内庭　厉兑

久疟心烦　针神门

第五　感冒门

论　证

风之袭人有深浅，人之患病有重轻。深而重则为中风，浅而轻则为感冒，俗所称伤风是也。不明针法，而妄用香、苏、芎、半，发散消痰等剂，其不致克耗元气而益之病者几希？

---

①　命蒂：脐带的别称。此处应指肚脐。

治　法

头疼发热　针百会　上脘　中脘

身热不退　针百劳

鼻塞气喘　针百会　神庭　天突

喘急难卧　针中脘　期门

咳嗽　针列缺　经渠　肺俞　膻中

痰在喉中，不能吐，不能下　针天突　肺俞　膻中

因嗽咳血　针列缺　三里　百劳　肺俞　乳根　风门　肝俞

数欠而喘　针太渊

咳嗽隔食　针膈俞

喘急不能行　针中脘　期门　上廉

干呕　针间使　胆俞　通谷　隐白

痰涎　针阴谷　然谷　复溜

第六　癫狂门

论　证

癫狂之证不一，有疯癫，有心邪而癫，有痰迷心窍而癫，有邪祟鬼物凭之而癫，有失意快怅，抑郁无聊，受屈莫伸，无发泄而癫。不亟治之，终成废人，且为害不浅也。

治　法

风狂　针少海　间使　神门　合谷　后溪　复溜　<u>丝</u>

竹空

中恶不省　针水沟　中脘　气海　三里　大敦

心邪　针攒竹　尺泽　间使　阳溪

狂言　针太渊　阳溪　下廉　昆仑

多言　针百会

言语不择尊卑　针唇里中央肉弦上，又用钢刀刮断更佳

狂走　针风府　阳谷

呆痴　针神门　少商　涌泉　心俞

发狂乱跳，或登高歌笑，或裸身疾走　针神门　后溪　冲阳

狐魅神邪，迷附狂癫　针鬼眼穴①

第七　心脾胃病门

论　证

心为一身之主，不可使之有病也。万物非土不生，生生化化，长养元气者，惟脾胃是赖。胃司纳而不能纳，脾司出而不能出，出纳之官一旷，其何以滋营卫、润百骸乎？少思虑，寡嗜欲，节饮食，慎起居，虽有神针，无所用之，是又所称"弗药有喜者也"。倘曰幸有神针，何病

---

①　鬼眼穴：奇穴名，即腰眼穴，当第四腰椎棘突下旁开约3.5寸凹陷中。

之足惧，而全不加调燮搏节焉，恐摄生者不当如是也。

治　法

心痛　针曲泽　间使　内关　大陵　神门　太渊　太溪　通谷　心俞　巨阙

心痛，食不化　针中脘

心烦怔忡　针神门　阳溪　鱼际　腕骨　少商　解溪公孙　太白　至阴

卒心疼不可忍，吐冷吞酸　针足大趾、次趾内中节纹

思虑过多，心无气力，忘前失后　针百会

心恍惚　针天井　巨阙①　心俞

心喜笑　针阳溪　阳谷　神门　大陵　列缺　鱼际劳宫　复溜　肺俞

虚烦口干　针肺俞

嗜卧不言　针膈俞

支满不食　针肺俞

振寒不食　针冲阳

胃热不食　针下廉

胃胀不食　针水分

胃痛　针太渊　鱼际　三里　肾俞　肺俞　胃俞

翻胃　先针下脘，后针足三里　胃俞　膈俞　中脘脾俞

---

①　巨阙：原作"巨间"，《针灸大成》同，据《神应经》改。

噎食不下 针劳宫　少商　太白　公孙　三里　中魁　膈俞　心俞　胃俞　三焦俞　中脘　大肠俞

饮食闻食臭 针百会　少商　三里　膻中

食多身瘦 针脾俞　胃俞

不能食 针少商　三里　然谷　膈俞　胃俞　大肠俞

不嗜食 针中封　然谷　内庭　厉兑　阴陵泉　隐白　肺俞　脾俞　胃俞　小肠俞

脾寒 针天枢　三间　中渚　腰俞　三阴交

胃热 针悬钟

胃寒有痰 针膈俞

脾虚腹胀，谷不消 针三里

脾病溏泄 针天枢　三阴交

脾虚不便 针商丘　三阴交

胆虚呕逆，热，上气 针气海

第八　霍乱门

论　证

霍乱有阴阳二证，大约水火不调，寒热交战，气逆而成此证。喜通不喜塞耳。若妄投相左之药，恐致误事，不可不慎重以处此也。

治　法

霍乱 针阴陵　承山　解溪　太白

霍乱吐泻 针关冲 支沟 尺泽 三里 太白 先太溪 后太仓

霍乱，呕吐，转筋 针支沟

霍乱转筋[①] 针关冲 阴陵 承山 阳辅 太白 大都 中封 解溪 丘墟 公孙

第九 痹厥门

论 证

痹者，痿痹也。肺主气，气者万物之父，肺者五脏之天，所以出纳天地中和之气，而百骸资始者也。肺病则百骸失其天而无以资始矣，故令人手足痿躄。脉来短者，肺之真脏脉也；脉来数者，火来乘金也。斯证也，持于冬，死于夏，不可不急治之也。厥者，厥逆也。阳气衰于下，寒气从五趾至膝上者，为寒厥；阴气衰于下，热气循阴股而上者，为热厥；七情之气拂郁于中，令人手足厥冷者，为气厥；大怒则形气绝，而血菀于上，血气乱于胸中者，为薄厥；五尸之气，暴疰于人，乱人血气，上有绝阳之络，下有破阴之纽，气与形离，暴厥如死者，为尸厥。所谓一息不运则机缄穷，一毫不续则霄壤判也。昔虢太子病此证，扁鹊以针石熨烙治之而苏。今之医者，多不讲针石，苟临是证，其将束手坐视乎？

---

① 霍乱转筋：原作"逆数"，《针灸大成》同，据《神应经》改。

治　法

风痹　针尺泽　阳辅

积痹　针中脘　胃俞

痰痹　针天突　上脘　肾俞　膈俞

身寒痹　针曲池　列缺　环跳　风市　委中　商丘
中封　临泣

寒厥　针太渊　液门

热厥　针百会　涌泉

气厥　针上脘　气海

薄厥　针百会　阴交

尸厥　针厉兑　列缺　中冲　金门　大都　内庭　隐
白　大敦　鬼眼

四肢厥　针尺泽　少海　支沟　前谷　三阴交　三里
曲泉　照海　太溪　内庭　行间　大都

第十　积滞胀痛门

论　证

人之五脏六腑，运行不息，法天行健，病何由生？一
有积聚，而病乃隐伏于其间矣，乘虚偶触，诸病窃发，神
针所到，胀痛即除，何快如之？

治　法
气块冷气，一切气疾　针气海

结气上喘，及伏梁气　针中脘

心气痛连胁　针百会　上脘　支沟　大陵　三里

心下如杯　针中脘　百会

奔豚气　针章门　期门　中脘　巨阙　气海

噫气上逆　针太渊　神门

气逆　针尺泽　商丘　太白　三阴交

喘逆　针神门　阴陵　昆仑　足临泣

咳逆　针支沟　前谷①　大陵　曲泉　手三里　陷谷
然谷　行间　肺俞　足临泣

厥气冲腹　针天突　解溪

腹中气块　用梅花针法

短气　针大陵　尺泽

少气　针间使　神门　大陵　少冲　三里　下廉　行
间　然谷　至阴　肺俞　气海

腹痛　针内关　三里　阴谷　阴陵　中脘　气海　膈
俞　脾俞　肾俞

食不下　针内关　鱼际　三里

**小腹急痛不可忍，及小肠气，外肾吊，疝气，诸气痛
及心痛**　针足大趾、次趾下中节横纹当中

小腹胀痛　针气海

绕脐痛　针水分　神阙　气海

---

①　前谷：原作"泉谷"，据《针灸大成》改。

夹脐痛　针上廉

脐痛　针曲泉　中封　水分

心腹胀满　针绝骨　内庭

胀而胃痛　针膈俞

肚腹坚大　针三里　阴交　丘墟　解溪　神阙　冲阳
期门　水分　膀胱俞

鼓胀　针复溜　中封　公孙　太白　三阴交　水分

膨胀气鸣　针合谷　三里　期门

第十一　肿胀门_{附红疸、黄疸}

论　证

肿胀起于脾不能宣化，故所有饮食，不为血，为液、
为精、为津、为溺，而皆成水，使之浸淫泛滥于荣卫，而
或肿，或胀，乃不可救药矣。治之者，清其源，浚其流，
则得之矣。

治　法

浑身浮肿　针曲池　合谷　三里　内庭　行间　阴交

四肢浮肿　针曲池　通里　合谷　中渚　液门　三里
阴交

风浮①身肿　针解溪

遍身肿满，饮食不化　针肾俞

---

① 浮：底本漫漶，据《针灸大成》补。

腹胀胁满 针阴陵泉

肿水气胀满[1] 针复溜 神阙

水肿[2] 针列缺 腕骨 合谷 间使 阳陵 阴谷

消瘅[3] 针太溪

伤饱身黄 针章门

红疸 针百会 曲池 合谷 三里 委中

黄疸 针百劳 腕骨 三里 涌泉 中脘 膏肓 大陵 劳宫 太溪 中封 然谷 太冲 复溜 脾俞

第十二 汗门

论 证

汗者津液之余，五脏之气蒸郁而成，行于皮膜之间，而出于毫毛之孔。病宜汗，得汗而愈；病不宜汗，不汗乃佳，汗即不佳。以故宜汗者，无汗不可也；不宜汗者，有汗不可也。宜汗者无汗，多方服表发之药以求其有汗，乃无汗仍如故也；不宜汗者有汗，多方服收敛之药以求其无汗，乃有汗仍如故也，可奈何？学医者，苟能于此中参究，则不得执泥方药汤剂，为百试百效之具矣。

治 法

无汗 针上星 哑门 风府 风池 支沟 经渠 大

---

① 肿水气胀满：底本漫漶，据《针灸大成》补。

② 水肿：底本漫漶，据《针灸大成》补。

③ 消瘅：底本漫漶，据《针灸大成》补。

陵　阳谷　腕骨　然谷　中渚　液门　鱼际　合谷　中冲　少商　商阳　大都　委中　陷谷　厉兑　侠溪

汗不出　针曲泽　鱼际　少泽　上星　曲泉　复溜　昆仑　侠溪　窍阴

少汗　先补合谷，次泻复溜

多汗　先泻合谷，次补复溜

盗汗　针曲池　列缺　少商　昆仑　冲阳　然谷

汗不止　针百劳　膏肓　肾俞

冷汗　针阴交

第十三　头面门

治　法

头痛　针百会　上星　风府　丝竹空　攒竹　少海　阳溪　大陵　后溪　合谷　腕骨　中冲　中渚　昆仑　阳陵　风池

头强痛　针颊车　风池　肩井　少海　后溪　前谷

头偏痛　针头维

脑泻　针囟会　通谷

头风　针上星　前顶　百会　阳谷　合谷　关冲　昆仑　侠溪

脑痛　针上星　风池　脑空　天柱　少海

头风面目赤　针通里　解溪

头风牵引脑顶痛　针上星　百会　合谷

偏正头风 针百会 前顶 神庭 上星 丝竹空 风池 合谷 攒竹 头维

醉后头风 针印堂 攒竹 三里

头风眩晕 针合谷 丰隆 解溪 风池 垂手着两腿灸虎口内

面肿 针水沟 上星 攒竹 支沟 间使 中渚 液门 解溪 行间 厉兑 谚谑 天牖 风池

面痒肿 针迎香 合谷

头顶俱痛 针百会 后顶 合谷

头风，冷泪出 针攒竹 合谷

头痛，项强，重不能举，脊反折，不能回顾 针承浆先泻后补 风府

脑昏目赤 针攒竹

头旋 针目窗 百会 申脉 至阴 络却

面肿项强，鼻生息肉 针承浆三分，推上复下

头肿 针上星 前顶 大陵出血 公孙

颊肿 针颊车

颐颔肿 针阳谷 腕骨 前谷 商丘 丘墟 侠溪 手三里

风动①如虫行 针迎香

颈项强急 针风府

---

① 动：底本漫漶，据《针灸大成》补。

头目浮肿 针目窗 陷谷

眼睑瞤动 针头维 攒竹

脑风而疼 针少海

头重身热 针肾俞

眉棱痛 针肝俞

毛发焦脱 针下廉

面浮肿 针厉兑

面肿 针水分

头目眩疼，皮肿生白屑 针囟会

第十四 咽喉门

治 法

喉痹 针颊车 合谷 少商 尺泽 经渠 阳溪 大陵 二间 前谷

鼓颔 针少商

咽中如梗 针间使 三间

咽肿 针中渚 太溪

咽外肿 针液门

咽食不下 针膻中

咽中闭 针曲池 合谷

咽喉肿痛闭塞，水粒不下 针合谷 少商 兼以三棱针刺手大指背头节上甲根下，排刺三针

双鹅① 针玉液 金津 少商

单鹅 针少商 合谷 廉泉

咽痛 针风府

第十五 耳目门

治 法

耳鸣 针百会 听宫 听会 耳门 络却 阳溪 阳谷 前谷 后溪 腕骨 中渚 液门 商阳 肾俞

聤生疮有脓汁 针耳门 翳风 合谷

重听无所闻 针耳门 风池 侠溪 翳风 听会 听宫

目赤 针目窗 大陵 合谷 液门 上星 攒竹 丝竹空

目风赤烂 针阳谷

赤翳 针攒竹 后溪 液门

目赤肤翳 针太渊 侠溪 攒竹 风池

目翳膜 针合谷 临泣 角孙 液门 后溪 中渚 睛明

白翳 针临泣 肝俞

睛痛 针内庭 上星

① 鹅：即乳蛾。喉部扁桃体红肿疼痛，状如蚕蛾。发生于一侧的称单乳蛾，双侧的称双乳蛾。

冷泪 针睛明 临泣 风池 腕骨

迎风有泪 针头维 睛明 临泣 风池

目泪出 针临泣 百会 液门 后溪 前谷 肝俞

风生卒生翳膜，两目疼痛，不可忍者 针睛明 手中指本节间尖上三壮

眼睫毛倒 针丝竹空

青盲无所见 针肝俞 商阳左取右，右取左

目眦急痛 针三间

目昏 针头维 攒竹 睛明 目窗 百会 风府 风池 合谷 肝俞 丝竹空 肾俞

目眩 针临泣 风府 阳谷 中渚 液门 风池 鱼际 丝竹空

目痛 针阳溪 二间 大陵 三间 前谷 上星

风目眶烂，风泪出 针头维 颧髎

眼痒眼疼 针光明泻 五会

目生翳 针肝俞 命门 合谷 商阳 瞳子髎在目外眦五分，得气乃泻

小儿雀目，夜不见物 针手大指甲后一寸，内廉横纹头白肉际

第十六　鼻口门

治　法

鼻有息肉 针迎香

衄血 针风府　曲池　合谷　三间　二间　后溪　前

谷　委中　申脉　昆仑　厉兑　上星　隐白

衃衄 针风府　二间　迎香

鼻塞 针上星　临泣　百会　前谷　厉兑　合谷

迎香

鼻流清涕 针人中　上星　风府

脑漏，鼻中臭涕出 针曲差　上星

鼻衄 针上星二七　绝骨　囟会

又一法：灸项后发髻两筋间宛宛中

久病流涕不禁 针百会

目干 针尺泽　曲泽　大陵　二间　少商　商阳

咽干 针太渊　鱼际

消渴 针水沟　承浆　金津　玉液　曲池　劳宫　太

冲　行间　商丘　然谷　隐白百日以上者，切不可灸

唇干有涎 针下廉

舌干涎出 针复溜

唇干饮不下 针三间　少商

唇动如虫行 针水沟

唇肿 针迎香

口㖞，眼㖞 针颊车　水沟　列缺　太渊　合谷　二

间　地仓　丝竹空

口噤 针颊车　支沟　外关　列缺　内庭　厉兑

失音不语 针间使　支沟　灵道　鱼际　合谷　阴谷

复溜　然谷

　　舌缓　针太渊　合谷　冲阳　内庭　风府　三阴交

　　舌强　针哑门　少商　鱼际　二间　中冲　阴谷
然谷

　　舌黄　针鱼际

　　齿寒　针少海

　　齿痛　针商阳

　　齿龋恶风　针合谷　厉兑

　　龈痛　针角孙　少海

　　舌齿腐　针承浆　劳宫各二壮

　　牙疼　针曲池　少海　阳谷　阳溪　二间　液门　颊
车　内庭　吕细在内踝骨尖上，灸二七壮

　　上牙疼　针人中　太渊　吕细　灸臂上起肉中五壮

　　下牙疼　针承浆　合谷　龙玄①在侧腕，交叉脉　灸腕
上五寸两筋中间五壮

　　不能嚼物　针角孙

　　牙疳蚀烂生疮　针承浆壮如小箸头大，灸七壮

第十七　胸背胁门

　　治　法

　　胸满　针经渠　阳溪　后溪　三间　间使　阳陵　三

---

　　①　龙玄：奇穴名，位于腕横纹上 2 寸，桡骨茎突上方之静脉处。

里　曲泉　足临泣

胸痹　针太渊

胸膊闷　针肩井

胸胁痛　针天井　支沟　间使　大陵　三里　太白
丘墟　阳辅

胸中澹　针间使

胸满支肿　针内关　膈俞

胸胁满引腹　针下廉　丘墟　侠溪　肾俞

胸烦　针期门

胸中寒　针膻中

肩背酸痛　针风门　肩井　中渚　支沟　后溪　腕骨
委中

心胸痛　针曲泽　内关　大陵

胸满，血膨有积块；霍乱，肠鸣喜噫　针三里　期门
向外刺二寸，不补不泻

胁满　针章门

胁痛　针阳谷　腕骨　支沟　膈俞　申脉

缺盆肿　针太渊　商阳　足临泣

胁与脊引　针肝俞

背腹项急　针大椎

腰背强直，不能动侧　针腰俞　肺俞

腰脊痛楚　针委中　复溜

腰背伛偻　针风池　肺俞

背拘急 针经渠

肩背相引 针二间 商阳 委中 昆仑

偏胁骨痛痹 针鱼际 委中

背痛 针经渠 丘墟 鱼际 昆仑 京骨

脊内牵疼，不能屈伸 针合谷 复溜 昆仑

脊强浑身痛，不能转侧 针哑门

胸连胁痛 针期门先 章门 丘墟 行间 涌泉

肩痹痛 针肩髃 天井 曲池 阳谷 关冲①

第十八　手足腰腋门

治　法

手臂痛不能举 针曲池 尺泽 肩髃 三里 少海 太渊 阳池 阳溪 阳谷 前谷 合谷 液门 外关 腕骨

臂寒 针尺泽 神门

臂内廉痛 针太渊

臂腕侧痛 针阳谷

手腕动摇 针曲泽

腋痛 针少海 间使 少府 阳辅 丘墟 申脉 足临泣

肘劳 针天井 曲池 间使 阳溪 中渚 阳谷 太

---

① 关冲：原作"关中"，《针灸大成》同，据《神应经》改。

渊　腕骨　列缺　液门

手腕无力　针列缺

肘臂痛　针肩髃　曲池　通里　手三里

肘挛　针尺泽　肩髃　少海　间使　大陵　后溪
鱼际

肩臂酸重　针支沟

肘臂手指不能屈　针曲池　三里　外关　中渚

手臂麻木不仁　针天井　曲池　外关　经渠　支沟
阳溪　腕骨　上廉　合谷

手臂冷痛　针肩井　曲池　下廉

手指拘挛筋紧　针曲池　阳谷　合谷

手热　针劳宫　曲池　曲泽　内关　列缺　经渠　太
渊　中冲　少冲

手臂红肿　针曲池　通里　中渚　液门　手三里

风痹肘挛不举　针尺泽　曲池　合谷

**两手拘挛，偏风，瘾疹，喉痹，胸胁填满，筋缓手臂
无力，皮肤枯燥**　针曲池先泻后补　肩髃　手三里

肩膊烦疼　针肩髃　肩井　曲池

五指背疼　针外关

手挛指疼　针少商

掌中热　针列缺　经渠　太渊

腋肘肿　针尺泽　少海　间使　大陵

腋下肿　针阳辅　丘墟　足临泣

腰痛 针肩井　环跳　阴市　三里　委中　承山　阳辅　昆仑　腰俞　肾俞

两腿如水 针阴市

挫闪腰疼，胁肋痛 针尺泽　曲池　合谷　阴陵　手三里　阴交　行间　足三里

腰疼难动 针风市　委中　行间

腰脊强痛 针腰俞　委中　涌泉　小肠俞　膀胱俞

腰脚痛 针环跳　风市　阴市　委中　承山　昆仑　申脉

腰膝内痛 针委中　三里　三阴交

腿膝酸疼 针环跳　阳陵　丘墟

脚膝痛 针委中　三里　曲泉　阳陵　风市　昆仑　解溪

膝胻股肿 针委中　三里　阳辅　解溪　承山

腰如坐水 针阳辅

足痿不收 针复溜

风痹，脚胻麻木 针环跳　阴陵　阳辅　太溪　至阴

脚气 针肩井　膝眼　风市　三里　承山　太冲　丘墟

足寒热 针三里　委中　阳陵　复溜　然谷　行间　中封　大都　隐白

脚肿 针承山　昆仑　然谷　委中　下廉　髋骨①
风市

足寒如冰 针肾俞

浑身战掉，腨酸 针承山　金门

足胻寒 针复溜　申脉　厉兑

足挛 针肾俞　阳陵　阳辅　绝骨

诸节皆痛 针阳辅

腨肿 针承山　昆仑

足缓 针阳陵　冲阳　太冲　丘墟

脚弱 针委中　三里　承山

两脚红肿疼痛 针膝关　委中　三里　阴市

穿跟草鞋风 针昆仑　丘墟　商丘　照海

足不能行 针三里　曲泉　委中　阳辅　阴交　复溜
冲阳　然谷　申脉　行间　脾俞

脚腕酸 针委中　昆仑

足心疼 针昆仑

**脚筋短急，足沉重，鹤膝历节，风肿恶风，发不能起
床** 针风市

腰痛不能久立，腿膝胫酸重，及四肢不举 针跗阳

腰重痛不可忍，及转侧起卧不便，冷痹脚筋挛急，不

---

① 髋骨：奇穴名，在膝盖上，梁丘旁两外开 1.5 寸。主治鹤膝风，下
肢痿痹。

得屈伸 灸两脚曲脉①两纹头，四处，各三壮。一同灸，用两人两边同吹至火灭。若午时灸了，至晚或脏腑鸣，或行一二次，其疾立愈。

腰痛不能举 针仆参二穴，在跟骨下陷中，拱足取之，灸三壮

膝以上病 灸环跳　风市

膝以下病 灸犊鼻　膝关　三里　阳陵

足踝以上病 灸三阴交　绝骨　昆仑

足踝以下病 灸照海　申脉

腿痛 针髋骨

脚气 一风市百壮或五十壮　二伏兔针三分，禁灸　三犊鼻五十壮　四膝眼　五三里百壮　六上廉　七下廉百壮　八绝骨

脚转筋，发时不可忍者 灸脚踝上一壮。内筋急灸内，外筋急灸外

脚转筋多年不愈，诸药不效者 针承山二七壮

第十九　妇人门

治　法

月水不调 针气海　中极　带脉一壮　肾俞　三阴交

月事不利 针中极　足临泣　三阴交

① 脉：腘、膝部位。

过时不止　针隐白

下经若冷，来无定时　针关元

女人漏下不止　针太冲　三阴交

血崩　针气海　大敦　阴谷　太冲　然谷　中极　三阴交

瘕聚　针关元

赤白带下　针带脉　关元　气海　三阴交　白环俞　间使三十壮

小腹坚　针带脉

绝子　针商丘　中极

因产恶露不止　针气海　关元

产后诸病　针期门

乳痈　针下廉　三里　侠溪　鱼际　委中　少泽　足临泣

乳肿痛　针足临泣

难产　针太冲　合谷补　三阴交泻

横生死胎　针太冲　合谷　三阴交

横生手先出　灸右足小趾尖三壮立产，炷如小麦大

子上逼心，气闷欲绝　针巨阙　合谷补　阴交泻　如子手掬母心，生下男左女右，手心有针痕可验。不然，在人中，或脑后有针痕。

产后血晕不识人　针支沟　三里　三阴交

堕胎后，手足如冰厥逆　针肩井五分　若觉闷乱，急

补三里

胎衣不下 针中极 肩井

阴挺出 针曲泉 照海 大敦

无乳 灸膻中 少泽补。此二穴神效

血块 针曲泉 复溜 三里 气海 丹田 三阴交

妇人经事正行，与男子交，日渐羸瘦，寒热往来，精血相竞 针百劳 肾俞 风门 中极 气海 三阴交 若以前证作虚劳治者，非也

女子月事不来，面黄干呕，妊娠不成 针曲池 支沟 三里 三阴交

经脉过多 针通里 行间 三阴交

欲断产 灸右足内踝上一寸 合谷 又一法：灸脐下二寸三分三壮 肩井

一切冷惫 灸关元

不时漏下 针三阴交

月水不调，因结成块 针间使

第二十 小儿门

治 法

大小五痫 针水沟 百会 神门 金门 昆仑 巨阙

惊风 针腕骨

瘛疭五指掣 针阳谷 腕骨 昆仑

摇头，张口，反折 针金门

风痫，目戴上　针百会　昆仑　丝竹空

脱肛　针百会　长强

卒疝　针太冲

角弓反张　针百会

泻痢　针神阙

赤游风　针百会　委中

秋深冷痢　针脐下二寸及三寸动脉中

吐乳　灸中庭在膻中下一寸六分

卒痫及猪痫　灸巨阙三壮

口有疮蚀龈，臭秽气冲人　灸劳宫二穴各一壮

卒患腹痛，肚皮青黑　灸脐四边各半寸三壮　鸠尾骨

下一寸三壮

惊痫　顶上旋毛中灸三壮　耳后青络灸三壮，炷如小麦大

风痫，手指屈如数物者　鼻上发际宛宛中灸三壮

二三岁，两目眦赤　大指次指间后一寸五分灸二壮

囟门不合　脐上脐下各五分各三壮，灸疮未发，囟门先合

夜啼　灸百会二壮

肾胀偏坠　灸关元三壮　大敦七壮

猪痫，如尸厥，吐沫　灸巨阙三壮

食痫，先寒热，洒淅乃发　灸鸠尾上五分三壮

羊痫　九椎下节间灸三壮　又法：大椎灸三壮

牛痫　鸠尾灸三壮　又法：鸠尾　大椎各三壮

马痫　仆参二穴各三壮　又法：风府　脐中各三壮

犬痫 两手心 足太阳 肋户各一壮

鸡痫 足诸阳各三壮

牙疳蚀烂 承浆针灸皆可

遍身生疮 针曲池 合谷 三里 绝骨 膝眼

腋肿，马刀疡 针阳辅 太冲

热风瘾疹 针肩髃 曲池 曲泽 环跳 合谷 涌泉

疡肿振寒 针少海

疥癣疮 针曲池 支沟 阳溪 阳谷 大陵 合谷 后溪 委中 三里 阳辅 昆仑 行间 三阴交 百虫窠

第二十一 疮毒门

治 法

疔疮生面上与口角 灸合谷

疔疮生手上 灸曲池

疔疮生背上 针肩井 三里 委中 临泣 行间 通里 少海 太冲

瘰疬 少海，先针皮上，候三十六息，推针入内，须定浅深，追核大小，勿出核，三十二下乃出针。

天池 章门 临泣 支沟 手三里 阳辅灸百壮 肩井随年壮

痈疽发背 针肩井 委中 又，以蒜片贴疮上，灸之。如不疼，灸至疼；如疼，灸至不疼。愈多愈好。

溺水死者，经宿可救 即解死人衣带，灸脐中

狂犬咬伤人 即灸咬处疮上

蛇咬伤人 灸伤处三壮，仍以蒜片贴咬处，灸蒜上

人脉微细不见，或有或无 宜于少①阴经复溜穴上，用圆利针针至骨处，顺针下刺，候回阳脉，阳脉生时方可出针。

痈疽疮毒 同杨氏骑竹马灸法

第二十二　肠痔大便门

治　法

肠鸣 针三里　陷谷　公孙　太白　三阴交　章门　水分　神阙　胃俞　三焦俞

肠鸣而泄 针神阙　水分　三间

食泄 针上廉　下廉

暴泄 针隐白

洞泄 针肾俞

溏泄 针太冲　神阙　三阴交

泄不止 针神阙

出泄不觉 针中脘

痢疾 针曲泉　太溪　太冲　丹田　脾俞　小肠俞

便血 针承山　复溜　太冲　太白

大便不禁 针丹田　大肠俞

---

① 少：原作"小"，据《针灸大成》改。

大便不通　针承山　太溪　照海　太冲　太白　章门　小肠俞　膀胱俞

大便下重　针承山　解溪　太白　带脉

闭塞　针照海　太白　章门

泄泻　针曲泉　阴陵　然谷　束骨　隐白　中脘　天枢　脾俞　三焦俞　大肠俞　肾俞

五痔　针委中　承山　飞扬　阳辅　复溜　太冲　侠溪　气海　会阴　长强

肠风　尾闾骨尽处灸百壮，即愈

大小二便不通　灸胃脘三百壮

肠痈痛　针太白　陷谷　大肠俞

脱肛　针百会　尾闾七壮　脐中随年壮

血痔，泄，腹痛　针承山　复溜

痔疾，骨疽蚀　针承山　商丘

久痔　针二白在掌后四寸　承山　长强

第二十三　阴疝小便门

治　法

寒疝腹痛　针阴市　太溪　肝俞

疝瘕　阴跷此二穴在足外踝下陷中，主卒疝小腹疼痛，左取右，右取左，灸三壮。女人月水不调亦灸

卒疝　针丘墟　大敦　阴市　照海

癫疝　针曲泉　中封　太冲　商丘

疝癖小腹下痛　针太溪　三里　阴陵　曲泉　脾俞　三阴交

疝瘕　针阴陵　太溪　丘墟　照海

肠癖㿗疝，小肠痛　针束骨　大肠俞　通谷灸百壮

偏坠水肾　针归来　大敦　三阴交

阴疝　针太冲　大敦

疝癖膀胱小肠　燔针刺五枢　气海　三里　三阴交　气门①百壮

阴肾偏大，小便数，或阴入腹　针大敦

阴肿　针曲泉　太溪　大敦　三阴交　肾俞

阴茎痛　针阴陵　曲泉　行间　太冲　三阴交　阴谷　大敦　太溪　肾俞　中极

阴茎痛，阴汗湿　针太溪　鱼际　中极　三阴交

转脬，不溺淋沥脬，膀胱也　针关元

肾脏虚冷，日渐羸瘦，劳伤阴疼，凛凛少气，遗精　针肾俞

遗精白溺　针肾俞　关元　三阴交

梦遗失精　灸曲泉百壮　中封　太冲　至阴　三阴交　膈俞　脾俞　肾俞　关元　三焦俞

寒热气淋　针阴陵泉

淋癃　针曲泉　然谷　阴陵　行间　大敦　涌泉　小

① 气门：奇穴名，在关元旁开3寸。主治不孕，崩漏，阴挺，淋证。

肠俞　气门百壮

　　小便黄赤　针阴谷　太溪　肾俞　气海　关元　膀
胱俞

　　小便五色　针委中　前谷

　　小便不禁　针承浆　阴陵　委中　太冲　膀胱俞
大敦

　　小便赤如血　针大陵　关元

　　妇人脬转不利小便　灸关元二七壮

　　遗溺　针神门　鱼际　太冲　大敦　关元

　　阴痿丸骞　针阴谷　阴交　然谷　中封　大敦

　　阴挺出　针太冲　少府　照海　曲泉

　　疝气偏坠　以小绳量患人口两角，为一分，作三折，
成三角，如△样，以一角安脐心，两角在脐下两旁尽处是
穴。患左灸右，患右灸左，二七壮立愈，二穴俱灸亦可。

　　膀胱气攻两胁，脐下阴肾入腹　灸脐下六寸两旁各一
寸，炷如小麦大，患左灸右，患右灸左。

卷　下

《针案纪略》序

天下事，闻之者，恒不如见之者之深切著明也。传闻之下，或得其半，未得其全，或信为真，或疑为伪，惟身遇目击，始能不爽纤毫。我于鄞江邵君克承所集《针案纪略》一书，乃知其亲炙我韩门兄用针治病之神，从旁目睹手书而不少谬者也。

慈溪韩门兄芑斋讳贻丰，浙东名进士。尝游武林紫阳山，得异人手授《太乙神针》，屡试屡验。已而鸣琴屈产之乡，旋膺司马之任，数载于兹，医名与政声并震。然公初不以为秘，东西南北，遇病即医，贵贱贤愚，罔所区别。有奉金为寿者，一切麾而去之，以是声称更籍甚。余前承乏①襄垣，山川间阻，未获搴裳把晤，聆口碑传颂，已洋洋盈耳。会丙申仲夏，公闻讣，以内艰②离任，而余于季冬代公为政。适公尚未南旋，因得时过请益。见户外之履常满，凡大小疾厄，无不应针而愈，参苓可废，问切无庸，立起沉疴，顿苏危疾。昔之闻所闻者，今乃得见所见矣。针诚神矣哉！余因请公盍记其治证奇效，以示后学。公笑曰："余疗人多矣，何能一一笔之？然余向有及

---

① 承乏：谓职位一时无适当人选，暂由己充数。为自谦之语。
② 内艰：丧母。

门邵子《纪略》一帙可观也。"遂请读，终卷，始知公之声名洋溢，即辇毂①之下，邻邦之远，亦莫不知有太乙神针者。啧啧！颂海内活人仁术，无踰于此。噫！针诚神矣哉！我公幼颖异，具邺侯璪子骨，饫②领老门伯卓斋先生庭训，桥梓③骈秀科甲，蝉联文章，名世而外，即以天下为己任。平日读书抱道，拯济苍生，固自有大于此者。行看服阕登庸④，洊膺⑤异数。跻槐棘而沛霖雨，调鼎鼐而燮阴阳，仰体圣天子万物，得所之怀，登斯民于仁寿者，其鸿猷伟略正未可量。良相良医，公且以一身兼之矣。以余之所目睹，合之邵君之所手书，不禁自喜，见所未见者，抑且闻所未闻，殊快耳目之广也。爰缀数语，弁之简端，以志景慕之初心云。

时在康熙丁酉春王正月大梁门⑥年眷寅弟⑦柳国勋⑧

世臣甫拜撰

---

① 辇毂：帝王的车驾，引申为帝都。
② 饫（yù 玉）：饱足。
③ 桥梓：父子。
④ 登庸：选拔任用。
⑤ 洊膺：受到特殊礼遇。洊，通"荐"。
⑥ 大梁门：开封古城的西门。
⑦ 寅弟：督抚与州县官互称寅弟，与下僚称年家眷弟。
⑧ 柳国勋：人名。清康熙四十五年选授山西潞安府襄垣县知县，康熙五十五年任汾州府同知。

《针案纪略》小引

《针案纪略》者，纪先生用针奏效之神，不能纪详，而但纪其略也。先生于戊子夏，得神针秘授于吴山之紫霞洞天。是秋需次北上，舟行所过，凡停桡泊桨之处，遇病即针，针到病除。比入都，都人士已莫不知有先生神针也。先生谒选，得山右①石楼令。石小邑在万山中，民不知医，往往多夭札。先生恻然悯之，于兴利剔弊外，亟亟以救民为务，遂出其神针，为民疗疾，活人无算。远近邻壤之求治者，扶老携幼，趾错于道。当是时也，善政仁声，遍播省会。大中丞暨方伯廉镇，闻先生名，咸奇之，召治，悉应手愈。甲午②秋，奉宪委摄永宁州篆，先生活永人一如活石人也。已而汾郡司马缺员，先生以茂猷殊绩，特膺题荐。随本陛谒，名动京师。自中堂、列卿、满汉大人、同年世好而下，莫不以沉疴望救，争相延致，倒履而迎，恨相见晚也。既抵汾郡司马任，随押饷兰皋，于是秦晋两省，无不人沐神针救济之惠矣。先生莅石楼五载，署永宁半载，寓京半载，陛任司马客秦半载，前后所活人不可数计。夫函丈之间，书事纪言，固弟子职也，目睹济世之神功，而不能操觚③以纪其盛，抑亦吾党之羞也。

---

① 山右：即今山西省。
② 甲午：康熙五十三年（1714）。
③ 觚：用作书写的木简。

佑不敏，谨得约略神针奇效之梗概，着之简末，以志不忘。书不尽言，此何足以尽先生，挂一漏万，高明自能鉴之。

受业邵天佑百拜谨识

《针案纪略》

先生任石楼，甫下车，一生员以乃郎不率教责之，因大怒气重痰壅塞喉，死。举家皇急，其弟奔诉。适先生公坐，乃手授神针一枚，令针百会一穴，肝俞两穴。针三下，有痰一丸从喉间跃出，气通而醒。随走谢。先生呼乃郎到案，杖责示惩，论以至情至性，多方开导，父子感泣而去。

有清涧生员某者，能文而健讼，人皆侧目，远近闻名。一日以奇疾就医。先生曰：“吾今得以化之矣。”为下数针，立愈。生狂喜，顿首谢。先生曰：“毋谢也，吾针誓不救恶人，吾颇晓风鉴，观兄品格，自是善良，将来当以文章显。但可惜阴骘纹上不知何以少损，幸保重，恐此病复发，吾针亦不能回天也。”生惶恐悔罪，卒为善士。

永和一少年，患疯狂，百治不痊，其父兄缚送求治。先生为针百会二十一针。升堂，公坐，呼少年前来，命去其缚，予杖者十，杖毕而醒，问以前事，茫然不知也。

山右风气好斗，轻生命案最多。先生之治石楼也，遇有斗殴异伤来验者，即审视其伤之重轻，轻者不究，其有伤重垂毙者，视奄奄一息尚存，即以绛雪丹三钱，用热酒冲开灌之。但得入口，使恶血不得冲心，可保无虞。倘气已绝，口噤不受药，急以神针针之，俟气回声出，乃以药灌；再于受伤处，以药敷之。责令行凶人保辜调养，俟伤痕平复示审。审之日，一据理之曲直是非为断。倘行凶人曲而非，则于本罪之外，更治其行凶之罪；倘受伤人曲而非，则仍照罪科断略，不假借而另治行凶者以应得之罪。于是斗殴之风渐息，而自伤以图诬者，亦不敢作奸矣。间有重伤，俱获保全。故终其任，无一命案也。

壬辰夏六月，山右大中丞苏公令媳患血隔[①]年余，莫能疗。中丞飞檄汾郡，郡尊招先生，先生承命而往。时适有精于方药者在座，同入内诊脉。中丞问曰："此何证?"先生曰："此气血双虚证也。"中丞令针药并施。先生曰："用药不用针，用针不用药。或先用药，用药而效则不必用针；或先用针，用针而无效则再用药。"中丞乃令先用针。为针数处，一日而病退经行，二日而饮食进，三日而元气复。由是神针之名大震省中，各上宪争相延治矣。

臬宪岳公长公郎沙世兄，颈患一毒，毒在颈之左，不能左顾，不溃不散者年余矣。无医不医，无药不药，罔效也。臬宪令先生治之。先生治以梅花针法，应手渐消，颈得左顾，七日平复如初。岳公大喜，延誉同寅僚属，与苏大中丞同声而赞，啧啧不置口。于是藩宪查公以腿疾邀治，粮宪彭公以头风邀治，阃宪冯公以足疾邀治。其余各府厅州县之在省者，凡有疾，无不纷纷求治，盖其门如市焉。

---

① 血隔：即血膈。妇女因忧思郁怒，肝气损伤，气滞血凝，瘀血内阻，胃失和降所致胸膈疼痛如刺，食入复吐，经血不行，大便干黑如羊屎等。

先生公出则必携针药以自随，每至一村庄，老幼男妇即遮道拥舆，不得前。非因有病而求针乞药，即因病愈而叩头称谢也。先生即停舆良久，应之无倦容。甲午初秋，蒙郡尊委盘永宁仓库，道经田家会，忽有二人扶舆而行。问："此何为者?"则跪而禀曰："吾母有病，求治也。"问："汝母何病?"曰："吾父病垂危，吾母心患之，每夜半露祷阅，旬月不衰。吾父病幸愈，吾母即患风狂，昼夜不思眠食，白日裸身狂走，或登高阜，或上窑房，莫能禁也。吾父因母病出外访医求药，不知所往。"问："家住何处?"手指前村云："即此是吾家也。"先生因命驾至其家。其母正在袒裼狂跳中，忽自觅衣覆体，敛容屏息，若有所俟者。邻媪讶之，初不解其何意，俄而先生至，令之跪则跪，因跪而受针，为针其百会一穴，鬼眼二穴，各二十一针。针毕，即叩头谢曰："吾今不敢为祟矣，愿乞饶命，吾去矣!"言毕而醒，瞠目惊视，见一村男妇都来观看，叠围如堵，问若辈何事到吾家。二子具告以故，爽然如梦之初回也。重起身，整衣敛衽，向先生叩头。其夫适亦还家，夫妻抱头痛哭，已而大喜欢笑。一村之人咸惊叹为异事，惜此地无工诗者，不能歌咏其事，又无良画史为着色点染绘图以传，乃阙典尔。

石楼地瘠民愚，鲜知礼教。先生下车即重学校，端士习，厚民风；捐资建造明伦堂、启圣宫、名宦乡贤祠。朔望必亲诣人烟稠密之所，宣讲上谕，三令五申，劝民敦本典行，勉为良善。一时政简刑清，风移俗易，每日公坐，并无案牍之劳，堂下膜拜纷纷，则皆远近人民求治病而来者也。先生一一问其所病，或手自诊脉疏方，或亲为点穴用针，或给与汤药丸散，莫不人厌所欲而去。故至今秦晋豫三省之与石楼邻者，皆家家尸①祝先生不朽也。

山右学院孔公讳尚先②者，出京时即患半身不遂。比到任，谒中丞，步履艰难之极，中丞曰：何不令韩石楼一治之？时先生适以公事在会城。公即遣人延请先生至。公出迎则使二人扶掖而行，步不能移寸。及坐叙谈，语格格不吐，音含糊，气断续。先生为针环跳、风市、三里各二十一针。公忽下床，自走于庭，不烦人扶掖，布武接武③，甚自适也。已而连起飞腿者三，如儿童嬉戏状，以示筋舒血活，无复病楚，意喜极不可名言。然而音之含糊，气之断续犹是也。翌日，先生又为针天突、膻中，甫十四针。公方仰卧受针，忽吐音措词琅然条贯，感颂先生大德，刺刺不休。先生禁之，使无多言，多言伤气。公曰："我向者喉间不知为何物所塞，自知语不达意，甚恚之。今全无隔碍，得以畅我所欲言。如之，何其不言耶？"公既德先生，意欲有以厚报之。及公按汾校士④，先生念朝廷作人

① 尸：牌位，神主牌。
② 孔公尚先：即孔尚先，字庵山，山东海宁人。清康熙三十六年（1697）进士，1712年任提督山西学政。
③ 布武接武：快步疾走和小步前进。
④ 校士：考评士子。

大典，孤寒进身所系，绝不干之以私士林，咸重先生清介，为不可及也。

先生之摄篆永宁也，每日政事之暇，辄以神针治病，视石楼为更多，无不手到病除，笔难殚述。而最奇者有起死回生之一事，此古今所不经见者也。甲午冬，先生以公事往大武镇。道经同生沟路，遇乡保禀称，本村于昨夜殴死一人。先生急命干役疾往，拘其凶首，毋使遁，而单骑赴死者之家验看，则遍身重伤，尸挺僵，已无生气矣。先生自念："此乃真命案也。"死者之父母，年皆七十以外，贫而且病，所倚惟此一子，今其子死，二老决不能活矣。奈何恻然不忍坐视，不得已因取针，针其百会，聊以自尽厥心，非敢谓其能必活也。时天气甚寒，令村人各解衣以热体轮熨尸身，又于锅中熬水令沸，令村人各以其手探汤极热，更番揉擦尸之手足。无何，尸得人气，体顿柔。针至十四针，忽喉中作响，口鼻微吐有气。诊其脉，脉忽动。先生喜曰："有救矣！"针至二十一针，则喉间大出声痛哭，手足能屈伸舒展，口称遍体痛不可忍，则皆其被殴处也。睁开双眼，泪如雨下，见先生在座，诉冤不住口。先生呼酒来以药饮之，于其破损流血处以药糁之，其遍体伤痛处俱以针针之。责令凶首保辜调养，如限内死，仍抵偿。其父母见其子忽活，喜出望外，村中人举叹息而去。阅两月后，先生早视堂事，忽见一人持状，口称求和息。讯之，即前同生沟之人，被人殴死，死经一夜而救之活者也。视其状貌，较前肥伟。俄而，其父母向前禀云，吾子不但伤痕平复，且更健，已能务庄农矣，不愿终讼听审也。先生念人虽已活，而法不可纵，将凶首予杖示儆，准令和息存案。救一人于已死，而保全其两家于不死，州人咸颂之不衰。

云：夫神针之起死回生者多矣。然大约因其病在垂危，医药所不能救，而神针救之耳。未有殴死之人，遍体重伤，死经一夜，气断脉绝，四肢僵直，而能令之复活者也，故曰最奇也。此盖先生深悯其父母之老病孤苦，势在必死一念，恻隐之心，不忍坐视，感动彼苍，乃获此奇验，非神针本来原有此一种治法也。当日佑因从游骖，后乘目击其事，深以为奇。故记之。天佑又识。

太原镇台驻札平阳府，金公讳国正①者，由花马池副将特升太原总镇，赴京陛见，于乙未②之孟夏初十日道经永宁州。先生迎于道左，公下骑，腿蹲地不能起立。先生叩其故，公曰："我向有腿疾，今因赴京期促，兼程取道，鞍马劳顿，旧疾复发，安得一名医为我疗之？"先生曰："我能为公已此疾。"乃同至公寓，为点数穴，手下针，应手痛止。翌日腿如故，公因得以昼夜疾驰。于是月之二十四日至京师，二十五日即引见，而皇上于二十六日幸热河矣。公请随驾。上以地方重大，命即赴任。公履任杜包，

① 金国正：回族名将，以击退倭寇，促建新炮，爱兵如子闻名。
② 乙未：康熙五十四年（1715）。

亘绝弊窦，洁己奉公，爱惜士卒，训练行伍，兵民相安。平阳人以为得沾金公之恺泽，皆出先生之国手也。

先生于乙未之季夏朔日，蒙山右抚宪苏大中丞，以先生才能特疏题升汾郡司马。先生于十一日自永宁任内束装赴京引见，至初秋三日到京时，驾幸热河。候至仲冬十七日，引见于淡宁居。至腊月初三日，出都门抵新任。自到京以迄出京，无日不以神针疗人。其贫穷孤苦，奇险残废，所全活者不可胜计，而当事贵官、大人、缙绅、先生之尊恙，所积久而莫治者，皆以神针起之。一时争相延致，皆以得先生先到其门为大幸事。所酬金帛无算，委积充庭宇，先生丝毫一无所受。使者固进，先生则固辞，终完璧去。先生旅邸，萧然安之若素，而购药制针，昼夜不倦，不惜倾囊倒箧，以觅珍药。出都门时，至不能备行李，多方假贷始得行。盖一介不取，先生之天性然也。住京用针奇效之处，难以指屈。在先生，过而不留，初不欲表暴于人，而吾党从游之下，诚不欲使先生济世神功任其淹没，因与同人约略笔之简牍，不过偶举数端，以志大概，未能一一都载也。

先生之寓京邸也。凡有患病者，莫不求治，治即应手愈，一时名噪都下。王公大人皆延之上座。满洲大司农①

---

① 大司农：户部尚书。

穆公讳和伦①者，先是左手患木风，指不能伸屈。坐朝房语之同列，咸云此将来半身不遂之兆，何不令韩司马针治？穆公颔之。比归第，有盛京二户曹以公务晋谒，公问曰："来何迟耶？"对曰："适观韩司马为人用针治耳聋，针毕即愈，因相欢笑，故来迟耳。"穆公曰："君等固善韩司马乎，何不为我一致之？"二户曹应曰："诺。"因以公命延先生。先生至，为用七针，指即伸缩无恙。穆公大奇之，出金帛赠先生，一无所受，公因作清语，语二户曹曰："韩先生愈我疾不受谢。我若年少，将来出做督抚，可以图报。今老矣，何以报之？惟有烦二君致意，求传心法，多制神针，施人济世，以广先生阴德耳。"逾两月，穆公患腿疾，入朝必恃杖而行。因力辞乞休，皇上倚重穆公，不欲听其引退，见公步履艰难，不得已，准其所请。时先生偶往通州，自通归，又延先生治，为针环跳、风市、三里，针数次，腿疾顿疗。穆公虽年高，精神本矍铄，而步履又得如故。皇上见之大喜，遂复有司农之命云。

　　盛京户郎多公讳永俄者，曩为浙省杭郡理事司马，与先生之尊公太先生同举，卓异与先生最莫逆。因新升礼垣来京，陛见欢然道故。其表弟某者新升御马圈大人，候皇上回銮，亦欲引见，而患耳聋，多公问曰："耳聋亦可用

①　穆公和伦：即穆和伦。曾任兵部侍郎、礼部尚书，后调至户部。曾因失职被康熙贬官，后复用。

针否？"先生曰："未之试也，前日敝同年汪武曹先生以耳聋邀治，因无暇往，遣门人治之，竟得全愈。今尝试之，何如？"因与之用针。耳之无闻者已数年矣，乃针其左耳则右耳忽然有闻，针其右耳则左耳忽然有闻。针毕，纤悉细响，左右两耳皆闻之。正欢笑间，适又有一户曹齐公讳格坦者，来共坐谈，叹为异事。二公随同诣大司农穆公，公怪其来迟，而对以因观韩司马用针治耳聋，而穆公即令二公招先生也。自此，满洲大人、先生之求治者，殆无虚日矣。

原任大司空①徐公讳元正②者，系先生尊公卓斋太先生之同年也，在京邸患病半年，杜门谢客。先生神针之名已遍京畿，而徐公未之闻也。适一日，先生为翰林侍读陈公讳恂者治痰嗽，因谈及徐公抱恙，徐公之宅与陈宅斜对不远，先生遂步诣其第，以年家子求见。阍者③不与通，称主人有病谢客。先生曰："我正为病而来，非寻常干谒也，固求见。"徐公因令入至卧室，先生见徐公满面虚浮风气，两口角流涎不已，语含糊不能出喉，两腿沉重，足趑趄不克踰户限。先生为诊其脉曰："此证非针不可。"遂呼燃烛，举手向顶门欲用针；徐公及其令孙皆大惶骇，云："此处安可用火攻？"强之再三终不允。先生怅怏而出。自

---

① 大司空：工部尚书。

② 徐公讳元正：徐元正，康熙四十八年（1709）进士。工诗文，由编修官渐至工部尚书。

③ 阍者：守门人。

念：此我父同年好友，岂可膜视？越日又往谒，终持前说，不允用针也。先生曰："老年伯近亦有所闻乎？"徐公曰："闭门卧病，无所闻也。"先生曰："盍俾令孙往外一询之亲友乎？"徐公曰："何询乎？"先生曰："但询贻丰之贱名，即知矣。"先生又怏怅而出。居数日，有人款先生之门者，三叩不得见先生，先生他往也。比归问之，则固徐公之令孙遍询亲友，得一一闻先生用针之神效，深悔从前不听先生用针，而今急欲延先生为一用针也。先生前往，为针百会、神庭、肾俞、命门、环跳、风市、三里、涌泉诸穴道，俱二十一针。方针之初下也，以为不知当作如何痛楚。及药蓺气行，氤氲不可名状，即连声赞叹，以为美妙难言。积久周身之病，一时顿去。徐公喜极，始叹服真神针也。因谓先生曰，足下抱如此神技，曩者何不为胡司寇①一治乎？时胡司寇已患病仙游，先生曰："丰到京时，即闻司寇有恙，意欲往治，以素昧平生，无因不得至前。至今犹耿耿，丰诚恐。老年伯步司寇后尘，故前者两次登门，不惜自炫求售耳。"徐公嗟叹良久，自以得遇先生为大幸也。

翌日即往谒其座师，原任大司农华亭王公。王公握手惊问曰："尊恙固顿愈耶？"徐公告之故，且语以详。王公深嘉叹，遂招先生往为用针疗所患，款洽流连，恨相见晚

① 司寇：即刑部尚书。

也。徐公既得病愈，会皇上自热河回銮，往前途迎驾，奏对称旨。其公郎世兄南来，以厚礼酬先生，先生不受，固强之。先生谢曰："我若受之，则前者两经冒耻自荐，专为利而来矣！"卒辞不受。

同门陆兄讳诚，字省存，别号北垞者，中堂太仓王公之令甥也。才识通明，词华敏瞻，中堂爱之，常称为美才。苦功读书，刻意作文，几乎呕出心肝，屡战场屋不利。中年艰于嗣息，患失血者年余，成痨瘵证，终日咳嗽吐痰不止，身发晡热，骨瘦如柴，腰肾疼痛难忍，饮食少进，坐卧不安。名医环坐，百药莫挽。中堂患之，乃延先生针治。先生到升寓半日之顷，中堂三遣使问。先一使来问："诊过脉否？可还治得否？"答云："尚可治。"使者去，则又一使来问："已曾用针否？"答云："正在用针。"使者去，则又一使来问："用针可有效否？"答云："先七针，腰不疼得以坐起；再七针，嗽差痰减；再七针，身热已退。大约三日可以去病，七日可以除根，一月内元气可复也。"中堂闻之，喜出望外。翌日，中堂又遣使问，则诸病已退七八分矣。中堂大喜。先生应酬甚繁，不能日往亲为用针，乃授门人汪梅溪口诀，令往治之。一月之内病果霍然，精神复旧。陆兄念先生再造洪恩无可报，折节称弟子受业焉。

谕德薄公讳有德①者，先生癸未同年也。其夫人贤而慧，时时赞劝薄公。力行善事，而又勤于操作，理内政，夙兴夜寐，积劳成疾，胸腹腰胁之间常有水，痛胀作楚，令女婢揉之，则往来有声，时或上下于肩背间，循环如潮汐状，肌肤消瘦，饮食少进，二便不利，已八年矣。延先生治，先生曰："此非寻常之证，须于五鼓天未明时用针，须年先生自治之，我当授针法。"因口授以诀，薄公乃如法用针，甫七针，觉腹内如雷鸣，即起下行，二便遂通，自言七八年中所未有此利导者也。薄公喜极，再来问："更当针何穴？"先生又口授以诀。七日之内，水消胀退，饮食大进，始悔从前之服药，误事不小也。薄公知针方不易传，乃烦先生购药制针，以施贫乏之患病而不能来者。先生曰："年嫂夫人之病，法在不治，今得全愈，乃其平日力行善事之报，非我之力也。今复施针济人，将来福寿不可量。"薄公令嗣长公讳海者，振振麟趾，髫年成进士，读中秘书。每皇上幸热河，必陪驾，特令僎直南书房。时正在热河，闻母夫人积病顿疗，喜不自胜，寄惠亲笔诗笺斋联致札，殷勤称谢。

湖南粮宪王公讳奕鸿者，中堂太仓公仲嗣也。其母夫人患病多年，其证约略与薄夫人相似，而加以遍身疼痛，呕吐不止，从前时发时愈，近乃日日如此，病势转剧。时

---

① 薄公讳有德：薄有德，与韩贻丰同年进士，位列二甲第 7 名。

湖南粮宪之命初下，王公正欲奉母赴任，而病势如此，心甚忧惶。延先生诊视，先生亦授以口诀如薄公，令王公自治，旬日病全愈。择吉奉母登舆，同赴湖南任。于是中堂府内，凡患病者皆延先生治，独少司农以不信神针，为他药所误，惜哉！

中翰昝公讳如颖者，壬辰进士也。患病数月，二旬不饮食矣。公自知病不起，命嗣君豫①备后事，遂自制辞世诗，与亲知相永诀。台中吴公讳蔚起者，先生之同门也，与昝公善，闻公病笃，烦先生往视之。先生至，观公气色如灰，声低喉涩，瞳神黯然无光，私语其嗣君曰：“此甚难治。”公觉之，乃哀恳先生曰：“我今年六十七岁矣，即死，不为夭。但得遇神针而不一用而死，死且不瞑目。我生平好酒而不好色，幸祈为我下一针。”先生见其情词恺切，乃勉为用针。于是令卧床坦腹，扪其脐下有一痞，周围径七寸，坚硬如石。先生以梅花针法，重重针之，又针其三脘，又针其百劳、百会，皆二十一针。针毕，令饮醇酒一杯。公摇手曰：“吾酒不入口者，已两月余矣，恶闻酒气。”拒酒不肯饮，先生固强之，公攒眉勉受。讵杯甫到唇而酒已满引落喉，觉酒味甚佳，连饮五七杯。自喜曰：“吾生矣！”起坐床，视其面，盎然如春，语声忽高亮，目光炯炯，身中顿有力。自下床陈设座席，呼酒列肴

---

① 豫：通“预”。《易·系辞下》：“重门击柝，以待暴客，盖取诸豫。”

款先生。台中杨公讳汝穀，严公讳开昶者，公之好友也，得公辞世诗笺，恐公旦晚已作古，人疾来问讯，排闼直入，则见公俨然坐于主席，双手擎杯敬先生，全无病状，不觉骇然。公一一告之故，二公咸大欣幸，各自言所病，恳先生治之。越宿，公腹痞渐消，缩可三寸许；三日如弹丸，七日而尽消。公曰："我非先生已死矣，先生重生我也。"踵门叩谢，书其柬曰："重生晚弟昚某顿首拜。"先生璧其柬不敢当也。公病既愈，遂入阁视事，阁下诸先生咸骇叹，佥谓重生云。

淮安运倅①张渊度兄讳涵者，在京需次，八九年矣，而不得遇一缺。会七月间，淮安缺出，应归八月，一缺止有一人。戚友咸为加额，而渊兄亦自为深喜也。无何，渊兄于中秋十八日两腿忽患肿痛，十九日即延医，至二十二日，数名医连进药不效，肿痛加剧。凡是月之应选官例，于二十四日赴吏部过堂，二十五日赴天安门掣签，二十六日赴九卿验看。渊兄自十八日患病，日甚一日，不能下榻，心甚忧之。二十三日未刻，先生在寓，偶与诸同人燕坐，忽一人控飞骑疾驰到门，投两刺，视之，则张天门先生、吴豹文先生帖也，请先生往报国寺，促疾往。先生到寺门，使者引入，竟造渊兄榻前，则以腿疾求治。渊兄见先生至，愁苦呻吟不可名状，自谓需次多年，幸得一缺，

---

① 倅（cuì 脆）：副职。

乃病出意外，万万不能过堂、掣签、验看矣。奈何！奈何！先生慰之曰："毋虑。我能使君明日过堂，后日掣签，再后日验看，无恙也。"渊兄聆先生言，未深信，犹悁叹不自已。先生视其两腿红肿，热如炽炭，按其两手臂膊、胸膛、脊膂，皆冷如水。因先针其涌泉二穴各四十九针，忽上身皆暖；再针其百会一穴四十九针。一时，亲友之环立而观者，皆注目视其两腿，忽惊相谓曰："腿之红淡矣！"俄而曰："退矣！"俄而又曰："腿之肿收矣！消矣！按之凉矣！不热矣！"而渊兄亦自觉痛楚之顿除，可以伸缩而舒展。盖先生深得以下治上、以上治下之秘密，故涌泉于下，而能令上身之冷者暖；针百会于上，而能使下身之热者凉，腿之红肿者退消也。计先生到张寓已日昃①，用针直至半夜。针毕，渊兄倦而卧，栩栩然酣睡，甚自得。自十八日患病以来，连宵不寐，未尝一夕入黑甜乡有如此者也。次日为二十四日，正当过堂之期。吏部将应选官一一过堂点名。讫时，少宰②汤公顾谓左堂李公曰："今日有一盐运判当过堂，闻其腿患肿痛，想不能来也。"语未毕，忽人丛中跃出一人，昂然挺立堂下，向堂上拱手高声曰："卑职在。"汤公大惊。盖少宰早风闻其患腿疾，谓必不能来，而忽然立于堂下，所以惊也。询其腿疾因何得愈，则具以先生神针对。遂与之一例过堂、点名讫。次日

---

① 日昃（zè 仄）：太阳偏西。
② 少宰：吏部侍郎。

为二十五日，赴天安门掣签，一人自掣一缺，如探囊物。再次日为二十六日，赴九卿验看无恙，运倅不必引见，即可领凭赴任矣。渊兄走谢先生，先生曰："向者君愁苦呻吟时，我言我能使君过堂、掣签、验看，都无恙，君未之信也，今何如？"渊兄心服，顿首，谢不已。因肆筵设席，盛召宾朋陪宴谢先生。先生适以往内城用针，无暇赴席，辞不往，而烦吴豹文先生致厚礼奉酬先生，先生坚璧不受也。先生之神针哄传吏部堂上，于是左堂李公，右堂汤公皆延先生用针。而满汉文武大小官员之凡在京候引见而患病者，莫不求先生用针，以人多不及尽载耳。

　　大凡一切病证，其初不宜即服补剂，而中风、痛风、木风为尤忌。都门诸贵人喜服人参，虽极清苦者，亦必竭力购参以服之，为恃此可无恐也。每一患病，即延太医调治，太医非补剂不疏方，诸贵人非补剂之方不肯服，以致邪气受补，日盛一日，而病乃深根固蒂而不去矣。故死于病者十之一二，死于药者十常八九，甚可叹也。先生用针，遇素不曾服药者，虽十年、二十年之痼疾，无不一针立愈。倘或久服补剂，必须断药七日，方可用针，其见效迟久，不能如不服药者之神速也。先生在都门，力劝诸贵人毋得轻服人参。诸贵人闻先生之言，如梦初醒，所省参费不少，而一时参铺与太医之门，未免有车马冷落之叹。

　　先生神针，得之吴山异授。本为贫贱人而设，非以治富贵人也。富贵之人，有力延医服药，何须用此？惟贫贱之人，无力具医药，一遇疾病，即束手待毙。故仙师特授此方于先生，以补造物之缺陷。先生治贫贱人，往往应手即愈，而治富贵人，有迟速之不同，则以贫贱人素不服药，无先人者为之主，且其平时藜藿不饱，无甘脆肥浓以腐其肠；骄丧不多，无皓齿蛾眉以伐其性，此其所以一遇神针而病去之速也。至于富贵人或有速效者，或有迟久而后效者，其间不能无少差别耳。

神针虽用火攻，不似用艾灸者之烧皮烂肉，其疼痛为难忍也。虽名为针，不似用铁针者之插皮入肉，或致损骨伤筋也。先生每出必携针自随，遇病即治。又著针书一小本，赠人以针并赠以书，令人一览之下，证治穴道了然在目。依证寻穴，按穴用针，疗急病于仓卒危疑之际，全性命于无医少药之乡，可以自利且以利人，意良厚也。寓内不乏好善君子，倘与先生有同志，则神针之所及益广矣。

先生之神针既盛传都下，遂有仿式冒名，伪造神针以鬻于市者，左右请捕治之。先生曰："无庸也，此不过无赖穷人，借此以图目前生活计耳。使其针而有效，是代我广施针也，取直何害？使其针而不效，则不久将自废矣，何以究为？"先生之雅量容人有如此。

先生寓京，本为引见，非行医也。而针法盛行，自早至晚，肆应不遑，疲精役神，无少休息。承同年好友相爱，谋为迁寓以稍避喧，乃初迁于谕德薄公第，不数日而闻风踵至者如故也；再迁于刑垣掌科钱公第，不数日而闻风踵至者又如故也；三迁于台中吴公第，不数日而闻风踵至者仍如故也。不得已复归旧寓。仲冬十七日引见后，便欲束装。乃攀留者，依依不忍舍。至腊月初三日，方得出都门。先生亦诚劳矣，所往来名公、巨乡、同谱、世讲①，不能一一详载其官爵姓氏。会我太先生暨太师母同登八袠②，承在朝诸贵人，自中堂而下，凡用针者，各赋双寿诗，以致称祝，瑶章焕彩，锦字腾辉，洵大观也。诗刻另帙，兹集不载。

先生于乙未之腊月初三日出都门，二十一日抵介休，二十二日上汾州司马任内。丙申仲春，奉宪委押解兵饷二十万两赴甘肃军前，十八日自省启行，至孟夏二十一日事竣言旋。凡车辙所往来，遇病即医，医即立愈，未能殚述，聊记一二于下。

先生行至匼河，有一骑疾驰而来问："舆中可是押西饷韩分府否？我小主觉罗托禧同富舅舅自京往兰州，富舅舅患肘臂疼痛，在京闻神针之名，未及请治，今因往兰州藩司署中，道过介休，原拟在介求治，适值分府押饷西行，故特破站兼程，以冀追及，得一面为幸。"未几，两骑到，二公下马握先生手，殷勤讲道来意。觉罗托禧者，陕西平庆临巩藩台驻札兰州折公讳尔金之大世兄也；富舅舅者，世兄之母舅也。世兄言："我家君患病，两腿沉重，

---

① 世讲：朋友的后辈。
② 袠，同"帙"，量词。

步履维艰，将来到兰，得以求治，诚天假之缘也。"而富公亦以治肘臂为恳，先求惠数针，先生出针付之，举订于藩署领教。二公因急欲取道，遂疾驰先去。治效见后

先生行至隆德邑，邑侯吴君讳虏校者，中堂安溪李公婿也，谒先生于公廨。下马两足蹒跚，先生问其故，云自抵任后即患足疾，且言阖衙上下皆患病，而其夫人之病为更剧。先生即于座中，为针其两环跳各二十一针。针毕，足无恙矣。吴君喜甚，延先生至署，一幕宾呻吟于榻，问之，患肠风，便血脱肛，而小便又赤浊，痛不可忍。先生手点数穴，令门下治之，各穴皆四十九针。翌日两便之疾都瘳。吴君益喜甚，延先生入内，求治其夫人。夫人患病十余年矣，骨瘦如柴，遍身疼痛，两手十指拳曲不能伸，两足不能下地，饮食不进，晡热往来，医药莫疗。先生诊脉毕，出针书一本，为点示用针之穴凡数十处，授诀吴君，令自治之。其余臧获仆妾之患病者，俱为点穴给针焉。治效见后

季春二十六日，先生至兰州。次日谒藩宪折公，相见甚欢，延入内衙。斋饭毕，折公即以腿疾求治。先生为折公用针，已七针矣而全不知痛痒，先生为停针少憩以待之。适富公在座，云："前承惠我神针，我途中自试，因不知穴道，即于痛处着针，针后本处之痛除，而痛流于他处。再于所流痛处针之，则痛仍归本处。以此痛益甚，奈何？"先生曰："此乃徒治其流，不治其源之故也。"为伊

针数穴，针毕痛除，即往箭厅，挽强弓射百步外，矢皆贯革。富公喜曰："我以臂病不亲弧矢者已十年矣，今复得，一逞少年伎俩，何快如之！"

折公两腿沉重，每踰门限及上下阶级甚艰难，不知痛痒，名为木风，此最难治。先生乃先泻后补。泻之四十九针，补七针，而腿中觉疼，先生曰："可治矣。"因诚之曰："自今用针后，切须加意保养，禁房劳，慎喜怒，忌发风动气之物，乃可望愈。"折公遵教，七日果全瘳。

临洮驿宪田公讳呈瑞者，其大世兄讳周字邘叔，年十八岁，能文章，工诗赋，英姿焕发。忽两目患青盲，白日无所见。先生视其两瞳神皆散，散将尽，乃曰："此目不急治，终身无目矣！"为针神庭、临泣各数十针，翊日目遂明，瞳神如故。咸叹为神。

平庆临巩臬宪巴公讳锡者，闻先生名，承枉顾，复邀叙谈，欢若平生。巴公留心医道，志在活人，见先生神针，倾心悦服，疑曲留连，虚怀咨询。先生出针书，为一一讲贯，并赠针焉。

巡抚甘肃宁夏平庆临巩大中丞绰公讳奇者，在军前已久，太夫人暨夫人皆抱恙，医不能疗。藩、臬、驿三宪之夫人，每日上院请太夫人暨夫人安，因道及先生神针治病之神效，太夫人闻言色喜，明日遣人延先生。先生以中丞不在署，辞不往。太夫人则烦驿宪田公子奉陪先生进署，而令中丞二公子出迓先生于辕门。太夫人患左臂不仁，所服丸散、汤剂、药酒无算，甚且艾灸、铁针备尝，痛楚而莫之一效，垂十余年如一日。先生为针肩井、肩髃、曲池各二十一针，宿疾顿疗，太夫人喜甚。

绰公夫人之恙甚多，宜用针之处，不一而足。以其穴在遍身，先生不便亲点，乃令一童子赤身，将夫人所当用针之穴，照夫人周身分寸，一一画于童身之上，而令女奴之解事者，一一照依童身所画之穴，为夫人点穴而用针。凡三昼夜，夫人遍体之穴皆针毕，而周身之宿疾尽霍然矣。其余上下男妇人等之用针而病痊者，不可以数计也。

先生住兰数日，欲押饷赴军前禀辞。藩宪曰："可无劳远涉也，我早已具详富大人，将此饷即于兰库兑收，稍迟数日，详文即当批发来也，君可安心在此施针，以疗民疾苦。"先生既承藩宪款留，遂于方提塘家开局施针。凡在兰现任文武大小各衙门，与夫军民人等，及四方远近之闻风而至者，应接不暇，全活甚多。

闰三月十六日，奉到富大人批文，将所解军饷准于兰库兑收；十七日兑贮兰库讫，先生遂欲辞行返晋，而各宪俱力为攀留。至二十五日，始束装启行。是日也，祖道①郭门②外者，车马络绎，百姓扶老携幼，挥泪相向，皆依依不忍舍，送至三十里外而回。

先生于二十五日自兰启行回晋，循原途而返，所过居

---

① 祖道：古代为出行者祭祀路神和设宴送行的礼仪。
② 郭门：外城的门。

民望治者甚众。先生停车悉为疗治，每过一村落，即有居民捧香跪道而迎者，问之则皆前日到兰求治而病愈者也。先生下车慰劳再三，有款留先生至其家而烹茗以献者，有以鸡黍馈者，有以果蓏①进者，有以酒醴奉者，儿童妇女欣瞻色笑，欢然如赤子之见慈母焉。

孟夏三日至平凉府，东关内隆德邑侯吴君，奉平庆驿盐宪卢公之命，走请先生。因自述其夫人之病，自授针后，如法针治一月全愈，今且饮食大进，精神复旧，步履无恙，两手和柔，日事女工针黹，总理米盐凌杂，保全性命，内助无虚，则皆先生再造之恩也。举家上下之病，无不尽愈，惟有早晚焚香顶祝耳。先生至卢公署，卢公大喜曰："某在都门即耳熟盛名，以未获一识荆州为恨，今得把晤，真三生之幸也。"卢公以尊公太翁在京患半身不遂，求先生惠针寄京。先生出针并授针书点示要穴付之，卢公感极。有爱女二八，颈患瘰疬求治，先生为点穴留针，令卢公自治之。前任道宪李公、严公俱有恙，至署求治，先生急欲就道，亦与点穴留针，卢公坚留不克，先生遂行。

先生解饷往还咸阳皋兰间，因得纵观肴函天府之雄，华岳崆峒之峻，潼关沣灞之险，骊山温泉之奇，凡所过名山大川，古迹胜景，辄流连感慨上下古今，不能自已，一一皆有题咏，诗刻另帙，兹集不载。

---

① 蓏（luǒ 裸）：草本植物的果实。

先生于孟夏之二十一日回至介休，于仲夏之十一日，闻太师母周太君之讣，当是时也，抢地呼天，五中崩裂，断水绝粒者数日，几不欲生。亲朋再三勤慰，则以太先生在堂，始勉强视息。在署举襄后，迁居旅馆，闭门读礼。缘乏南旋资斧，久滞介休，弗获奔丧回籍，日夜望故乡啼泣，而远近之求治病者，猬集蜂拥。先生于衰绖中，施针舍药，不少倦。有穷人射利者，求针入手，售于他处，每针一枚可得白镪①四金，先生知之而不问也。先生之神针，不特医人之病，而且以济人之贫，神针之利人也，亦溥②矣哉。

上《针案纪略》，记先生莅任石楼者九条，摄篆永宁者二条，引见寓京者十四条，解饷客秦者十四条，而以闻讣离任一条，殿之篇末，不过存十一于千百，此外疏漏甚多也。天佑赋姿愚钝，笔性顽鄙，无宋玉、侯芭之藻，采风华以敷扬盛事，不能将先生当日之奇验一一传神写照，但据实直书而已。自知固陋无文，见嗤艺苑，其有语不雅驯，词不达意之处，敢求当代名公宗匠赐之针砭，幸甚，幸甚！

天佑谨识

---

① 白镪：白银。
② 溥（pǔ 普）：广大。

恳传《太乙神针》投词

具投词　受业范毓馨

投为恳　恩传授《太乙神针》事

伏　以

道戒轻传石室韫琅函之笈

心存溥济锦囊披云篆之章

仰体好生之仁，功侔相业

俯慰虔求之意，法衍灯传

叩秘密之弘宣，快痌瘝之尽愈

群登寿域，咸跻春台。

恭　惟

苣翁韩老夫子门下

四明间气

三晋福星

溯家学之流芳允矣，文开八代

纪传胪之绳武依然，瑞现五云

诗礼趋庭科甲，蝉联而济美

诒谋式谷芝兰，鹊起以蜚英

由名进士出宰花封，惠露润翠金遐迩；

以良有司荐升分府，威风震汾水东西。

于鸣琴制锦之余闲，

懋医国安民之大业。

疏灵方而疗病，橘井泉香；

庇妙药以除疵，杏林春暖。

仁政必先无告，活鳏寡孤独者奚止千人；

慈心普运神功，起残废疲癃者难以亿计。

现宰官身而度世，直与勾漏①齐驱；

舍君臣药以给求，不学伯休②守价。

声传秦晋，儿童妇女知名；

鉴洞膏肓，扁鹊仓公再见。

顾方药已推独步，

乃神针更显灵踪。

领太乙之真传，吹彻杖头藜火；

拜吴山之仙授，携来肘后青囊。

虽用火攻，非同艾灸；

亦参药味，全异汤煎。

疗积久之沉疴，须臾脱体；

起垂危之笃疾，顷刻回生。

去年引见驻京华，求治纷纷踏穿户限；

今岁飞轮诣兰郡，乞针攘攘填拥街衢。

莫不户颂重生，家炫再造者也。

---

① 勾漏：山名。在今广西北流县东北，有山峰耸立如林，溶洞勾曲穿漏，故名。

② 伯休：东汉民间医生韩康。此人卖药价格公道，从不降价。

毓馨一介休迂儒，半通末绥。

承祖宗之积累，惧陨越夫家声；

奉贤哲为楷模，希范围于善轨。

非言仗义，偶排杂以解纷；

岂曰轻财，聊周贫而济乏。

久仰龙门之峻思，御李以无由；

顷瞻熊轼之临欣，识荆之有幸。

猥①不自揣，欲滥附于参苓；

妄想心传，异厕班于桃李。

在孺子未必可教，恭修进履之文；

惟先生许令前来，慨践传书之约。

开群生之活路，

砌普渡之法桥。

泥首畈诚，

洗心听教。

伏　愿

弘敷化雨

大播宗风

救济心殷扩善与人同之量

提携念切殚诲人不倦之怀

勿终秘夫灵文，

---

① 猥：谦辞，犹言辱。

祈尽传夫奥旨。

趋马融①之绛帐，敢夸东道之称；

登卜氏②之葩坛，愿续西河之派。

情深立雪意，

切坐风不靳。

太乙神针授我愚蒙后学；幸邀诺允，敬立誓言：毓馨自得法之后，决不敢浪授轻传，妄泄秘妙；决不敢贪财图利，揩索穷人；决不见艳冶而起淫心，藉医渔色；决不敢受师恩而昧根本，饮水忘源。自当谨守诚言，凛遵师训，逢人施药，遇病即医，不谄富而欺贫，不沾名而买誉，不惜资而吝费，不勤始而怠终。倘盟誓之有违，甘天诛之立殛。

弟子毓馨无任激切，悲哀悚惶，待命之至，须至投词者当先生在吴山传授神针之时，无名老人自言走遍天涯，阅人多矣，未敢滥传，独授之于先生，诚慎之也，诚重之也。尔时对天盟誓，决不敢轻泄妄传，以亵越此大道，非比偏方小术，可以逢人而说，信口而谈者也。世人见神针奇效如神，身上之宿疾方疗，心中之妄想顿起，便向先生恳授秘方，殊可笑也。吾党从游者不少，惟范子梅谷得授真诠。先生慎重择人，不敢负当日之盟

---

① 马融：东汉儒家学者，著名经学家，尤长于古文经学。他设帐授徒，门人常有千人之多。

② 卜氏：即子夏，孔子弟子。

誓，以获罪于无名老人。观投词、诫文两篇，大略可睹矣。

天佑谨识

《太乙神针》传授渊源诚文

窃惟太乙神针者，乃起死回生之妙道，救人济世之神方，藏之名山洞府之中，韫之金匮石室之内，迥异寻常医术，诚为教外别传。名曰针，非金，非银，非铁，盖扁鹊仓公之所未谈；虽用药，不汤，不散，不丸，亦轩皇岐伯之所深宝。起痼疾于俄顷，疗沉疴于须臾。此非海岛奇方所能伯仲，又岂龙宫秘帙所得后先者哉？是以历代相承，嫡严宗派，一灯遥暎①，焰接薪传。不是吾徒，赍千金而弗顾；果然道器，畀②一贯以何言。仆迹混尘埃，身惭仙骨，幼年访道，寻勾漏之丹砂；壮岁成名，慕旌阳③之政绩。粤在戊子仲夏，偶憩浙水之吴山，遂于紫霞洞天获拜神针之仙授。踏破铁鞋而难觅，欣开云锦以披宣。记摩顶之诫词，秘之三缄其口；镌微言于心版，行之百倍其功。以故自出宰石楼，暨分知汾郡，无时不以利济为念，无日不以神针活人。常极目斯世之茫茫，多方接引；问谁是吾门之楚楚，可与传心。未尝不抱和璞而自怡，抚牙琴而独赏也。何意汾水介山之内，乃有乐道好善之人如范子毓馨者，以忠孝立心，以慈祥接物，生平之敦伦饬纪，固已对衾影而无惭；济困扶危，载口碑而不朽矣。犹以未闻大

---

① 暎：同"映"，光影映照。
② 畀：同"畀"，给予。
③ 旌（jīng 京）阳：指晋代道士许逊，其曾为旌阳县令，勤政为民，人称"许旌阳"。

道，志切彷徨，欲得神针，心如饥渴，不辞折节之雅，爰来问道于盲。沥血投词，见性天之流露；刿心立愿，征质地之惇庬①。哀恳者三，精诚积而不懈；顿首者九，善念苦而弥恭。既邂逅而遇伊人，可始终而秘我法用。是出三千年始开之妙蕴，剖破元机；将五百载偶现之精华，敷扬奥旨。何修得此，知君夙世植灵根；永矢勿谖，听我当前申诚约。所有条款具列于下：

四不针

一不忠不孝，乖悖五伦者不针；

一恶人淫妇，该受阴谴者不针；

一少妇闺女，病在胸腹者不针；

一孀妇尼僧，独处一室者不针。

五不许

一不许男女混杂，妄动淫心，致败行检；

一不许贪财图利，揸勒穷人，其有富贵之家，或赠珍药，或馈药资，出于情愿者不禁；

一不许醉中为人用针，及身污不净；

一不许轻泄秘密，妄传匪人；

一不许勤始怠终，背师忘本。

以上条款，所当凛遵。念圣贤万物得所之怀愿，颠连之尽起；体帝王一夫不获之意冀，仁寿之同登，尚期勉

---

① 惇庬：敦厚貌。

旃，毋忘所勖①。

时在　康熙丙申岁②春王正月上元谷旦③赐
进士第奉政大夫同知山西汾州府事前文林郎知山
西汾州府石楼县事辛卯科山西文闱同考试官万寿
科山西武闱同考试官加一级纪录三次年通家眷友
生浙东芑斋韩贻丰手授

---

　①　勖（xù序）：勉励。
　②　丙申岁：康熙五十五年（1716）。
　③　上元谷旦：上元，即农历正月十五日；谷旦，指良晨，常用为吉日
代称。

校注后记

　　《太乙神针心法》由清代韩贻丰所著。康熙五十六年（1717）书成，全书两卷，卷上记载了太乙神针的操作、临床证治和取穴等，共计23门483证，涉及内、外、妇、儿等各科；卷下主要载有病案40则，为弟子邵天佑所录。《太乙神针心法》是第一部系统记载太乙神针的专著，对实按灸的操作、乃至灸法理论的研究和发展，都有指导意义。

一、作者生平

　　韩贻丰（生卒年月不详），号苞斋，浙江慈溪人（今属宁波）。康熙四十二年（1703）二甲进士，工诗文，善书法，旁通医学。康熙四十九年（1710）赴任山西石楼县县令一职；康熙五十四年（1715）荐升为汾州司马。韩贻丰于任上勤恳爱民，屡施恩泽于百姓，医名与政声并震然于四野。

　　韩贻丰自幼多病，时常留心方术，精于针灸。于康熙戊子年（1708）获授"太乙神针"。遂在临床上广泛应用、悉心求证，积累了丰富的实践经验。后又获传《铜人穴道图》十四幅，结合《针灸大成》"穴法"部分，遂于康熙五十六年（1717）撰成《太乙神针心法》一书。在著成《太乙神针心法》之前，韩贻丰还编撰了普及性的"太乙神针"资料，将证治穴道一概列出，施针治病的同时也赠人神针及资料，使人一览便悉。

二、成书年代及背景

"太乙神针"属于艾条实按灸法之一。在"太乙神针"问世之前，实按灸法以"雷火针"为名已经延续发展了近四百年。

元末明初《法海遗珠》记载的"雷霆欻火针"一法，标志着实按灸的诞生。起初的实按灸使用纯艾条进行灸治，如《寿域神方》。明嘉靖《神农皇帝真传针灸图》（1539）始出现添加药物艾条的实按灸，名曰"火雷针"。随后《古今医统大全》（1556）、《本草纲目》（1578）、《外科正宗》（1617）、《景岳全书》（1640）等，均记载有"雷火针"的组方制作、操作及适应证。经过明代医家不断改进实按灸的组方、制作及操作方式，实按灸理论渐趋成熟。

清代，尤其是康熙年间韩贻丰改良的实按灸，较雷火针有较大改进，于是命名为"太乙神针"。首先，是将补益药加入艾条中。韩氏指出雷火针专用"蜈蚣、全蝎、乌头、巴豆等杂霸之药"，"但有攻克，更无滋补"等不当之处，主张添加大补元气之药，并提倡"无病者用之，大补元气"的养生保健理念；其次，继承了张景岳在艾条外层涂刷鸡蛋清的制作工艺，不仅增加了艾条的硬度，同时又可防止芳香药的挥发；第三，在灼热程度及灸后效应上，太乙神针则更偏向于温和刺激。统一隔以七层红布，并明确要求"药气温温透入……其一种氤氲畅美之致"的柔和灸感。另外，韩贻丰还对施灸的刺激量、灸时环境及灸后调理都有详细规范。

"太乙神针"标志着艾条实按灸的制作及操作标准已然规范，刺激方式更趋向于温和，主治范围也进一步扩大，几乎涵盖了内、外、妇、儿各科病种。

三、主要内容

《太乙神针心法》分两卷。卷上前有 3 篇序文，分别称"序""弁言""琐言"；卷下有"小引"1 篇，并附传授太乙神针的"投词""诫文"各 1 篇。

1. 序文

共 3 篇。第一篇"序"乃韩贻丰之父友仇兆鳌所赠，主要是对韩贻丰的行医助困及所撰《太乙神针心法》的褒奖与鼓励。第二篇"太乙神针弁言"及第三篇"神针心法琐言"则为韩氏亲躬，两文都叙述了无名老人两次传授于韩氏"太乙神针"的完整过程。其中，"太乙神针弁言"主要记述韩氏自幼留心方术、学习针灸以及获得"太乙神针"的经过；并有"去病神速无过于针灸"、"审穴一不得其真，则针入必伤筋节，艾火烧皮烂肉，大伤元气"等阐述。"神针心法琐言"还记述了太乙神针的操作规范、施灸量、灸感效应，以及施灸环境、灸后调养等。

2. 病症证治

"太乙神针"的病症证治是全书核心内容之一，也是《太乙神针心法》卷上的主体内容。主要将病症分门别类，然后门类下再分症状或证型，随后列举治疗穴位。全书共有 23 门 483 症（中风门 12 症、伤寒门 13 症、虚损门 13 症、疟疾门 19 症、感冒门 12 症、癫狂门 10 症、心脾胃病门 27 症、霍乱门 4 症、痹厥门 10 症、积滞胀痛门 25 症、肿胀门 10 症、汗门 7 症、头面门 33 症、咽喉门 11 症、耳目门 24 症、鼻口门 31 症、胸背胁门 28 症、手足腰腋门 66 症、妇人门 31 症、小儿门 34 症、疮毒门 10 症、肠痔大便门 23 症、阴疝小便门 30 症）。

韩氏是依据《针灸大成·神应经》编撰该部分内容的，在具体病症选穴上大多一致，尤其是后 11 门的病症症状描述和选穴，几乎完全一致。

两书的差异，主要是韩氏在体例上的改动。首先，将病种重新整合分类，并设立新的门种。如将《针灸大成》中的"诸般积聚门"和"腹痛胀满门"合为"积滞胀痛门"，新设"感冒门"及"虚损门"等。其次，对内科杂病进行了论述及探讨。如前 12 门涉及五脏、外感、七情等病证，每一门首先有专项"论证"，概述病症。第三，依据病变部位论述"痹证"，并分为"胸背胁门"和"手足腰腋门"等。第四，将五官病症、妇科病、儿科病、前阴病、后阴病单列。

两书的差异，还体现在韩氏对病症的删补、细化、合并和治法改进等方面。首先，没有将《针灸大成》中所有症状列入《太乙神针心法》，其中以"痰喘咳嗽门"、"腹痛胀满门"、"心脾胃门"及"心邪癫狂门"为多。其次，补充了《针灸大成》的病症证治，如《针灸大成》中的"伤寒汗不出"一症，《太乙神针心法》细分有"七日汗不出"、"十四日汗不出"和"二十一日汗不出"等三种，并分别列举治疗穴位。第三，对相近症状则合为一体，如将《针灸大成》"诸风门"中的"肘不能屈"和"中风肘挛"合为"手臂不仁"，而将使用腧穴累加。第四，治法上改革，如《针灸大成》中治疗"腹中气块"则在气块头部、中部及尾部使用针刺或直接灸，而《太乙神针心法》中则配合使用梅花针治疗。

总体来说，《太乙神针心法》卷上的内容，主要继承自《针灸大成》，并在临床实践的基础上增删。一方面体现了《针灸大成》对当时针灸医学的影响；另一方面也体现了韩贻丰在临床实践中勇于改良创新的思想。

3. 病案

《太乙神针心法》卷下的《针案记略》，主体内容是韩贻丰临诊病案40则，由其弟子邵天佑所录。

病案主要是对韩贻丰在石楼、汾州、京城及兰州等地行医的详细描述，其中，有山西石楼9则、永宁2则、京城14则、甘肃14则、离任后1则。而记有详细治病过程的病案 21 则，分别为：起死回生 3 则、癫狂 2 则、月经不调 1 则、中风 2 则、痹症 7 则、耳聋 1 则、青盲 1 则、水肿 2 则、瘰疬 1 则、脐下痞块 1 则和下肢红肿疼痛 1 则。其中 12 则病案记载有详细取穴，13 则病案详细描述了施灸后患者机体表象变化与症候缓解时间。因此，这些病案具有较高的学术价值及临床指导价值。

此外，这些病案涉及许多当时的朝廷官员，有名有姓，是研究前清历史的重要史料。

四、学术贡献

《太乙神针心法》是第一部论述太乙神针的专著，也是第一部实按灸专著。尽管实按灸拥有近六百年的历史，但前三百多年中，其分别以"雷火针""百发神针"等名称出现在各类医籍中。韩贻丰编撰《太乙神针心法》，则首次将太乙神针作为专题论述，突出了实按灸在灸法、乃至医学领域的地位，标志着实按灸研究的一次历史性飞跃。

此书在论述太乙神针的操作同时，还论述了施灸时的灸感效应、刺激量、灸时环境的要求、灸后调养及养生保健等，如此统一且详尽的论述是前期艾灸著作所少有的。韩氏列举了太乙神针的优势病种，详细阐述了其腧穴选择，并以病例叙述的方式进一步明示了太乙神针的应用，强调了太乙神针的卓越疗效。其内容之完备，为后世研究太乙神针和实按灸提供了第一手宝贵资料。

作为实按灸法之一，太乙神针与直接灸相比，则最大程度地减少了痛苦；与隔物灸相比，则操作方便简易；与"雷火针"相比，药性缓和。尤其是韩贻丰规范太乙神针的操作工序，进一步扩大了实按灸的主治范围。

依据本书"投词"，山西介休人范毓馨为韩贻丰授业弟子。据周益新考证，范氏兄弟范毓馨（字培兰）因此获传太乙神针法，并推进促使太乙神针法广泛应用，普及流行。1772 年范毓馨所著《太乙神针》刊印，此书是《太乙神针心法》的普及版。此后，《仙传神针》《太乙离火感应神针》《太乙神针集解》以及《育麟益寿万应神针》等等各种太乙神针的书籍陆续出版，延至整个清代直至民国，在逐渐统一实按灸组方制作和操作的同时，将实按灸的临床应用进一步普及和推广。

总 书 目

医　　经

内经博议

内经提要

内经精要

医经津渡

素灵微蕴

难经直解

内经评文灵枢

内经评文素问

内经素问校证

灵素节要浅注

素问灵枢类纂约注

清儒《内经》校记五种

勿听子俗解八十一难经

黄帝内经素问详注直讲全集

基础理论

运气商

运气易览

医学寻源

医学阶梯

医学辨正

病机纂要

脏腑性鉴

校注病机赋

内经运气病释

松菊堂医学溯源

脏腑证治图说人镜经

脏腑图书症治要言合璧

伤寒金匮

伤寒考

伤寒大白

伤寒分经

伤寒正宗

伤寒寻源

伤寒折衷

伤寒经注

伤寒指归

伤寒指掌

伤寒选录

伤寒绪论

伤寒源流

伤寒撮要

伤寒缵论

医宗承启

桑韩笔语

伤寒正医录

伤寒全生集

伤寒论证辨

伤寒论纲目

伤寒论直解

本　草

IV